ナイチンゲール生誕200年記念出版

ナイチンゲールの越境 9

人工知能はナイチンゲールの夢を見るか？

――【テクノロジー】

服部 桂＋宮川祥子 編

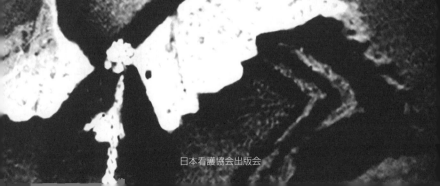

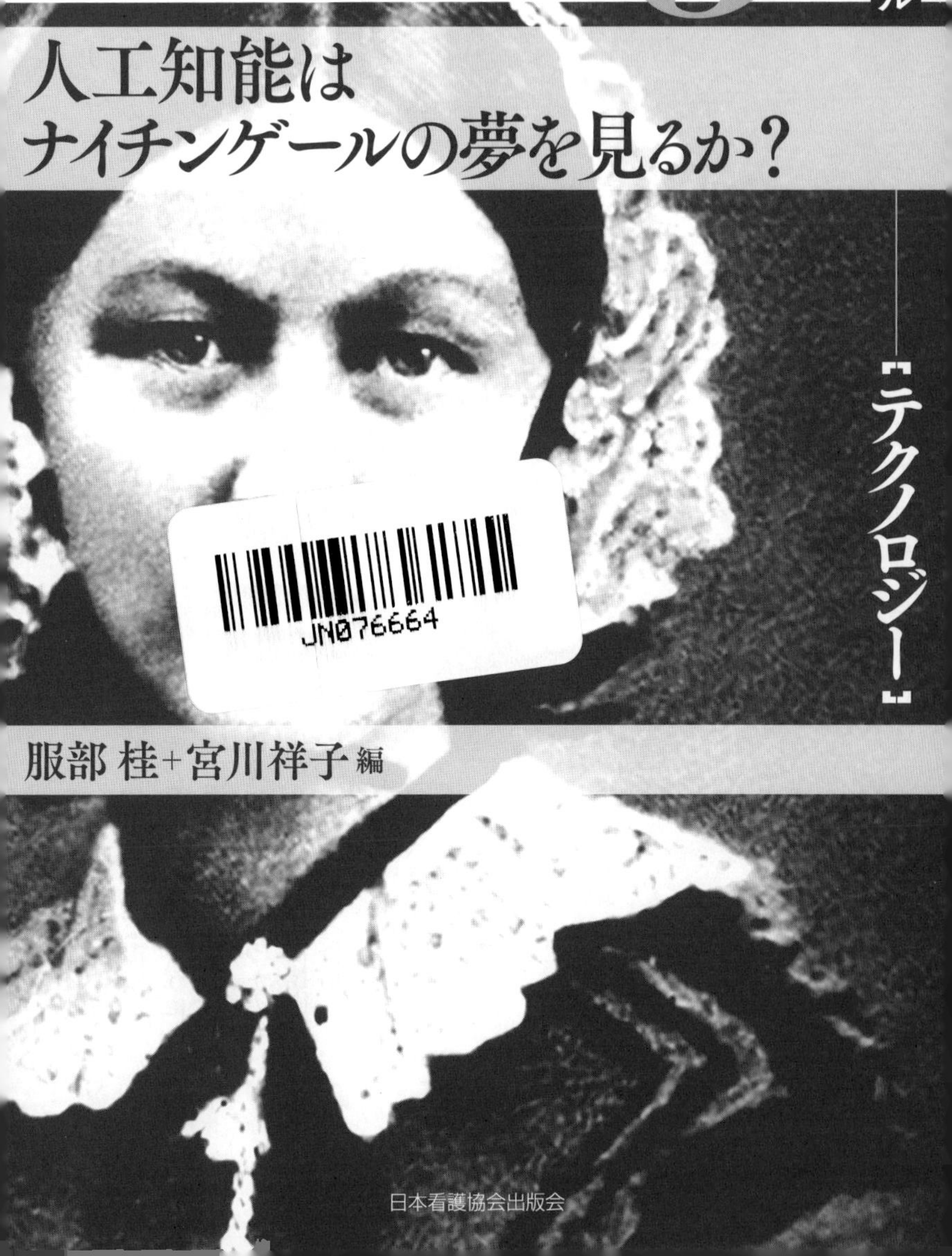

日本看護協会出版会

ナイチンゲールが活躍した時代のイギリスでは、産業革命を経た近代化によって、それまでの生活や価値観が大きく変わり始めていました。個別の手仕事を巨大な機械が肩代わりし、石炭エネルギーで走る蒸気機関車が大量の人とモノを高速で運ぶようになると、都市の過密化や経済格差による過重労働が人々の健康に深刻な影響をもたらしました。ナイチンゲールが戦地で看護した兵士たちはまさにそうした市民だったのです。それから二〇〇年を経た第四次産業革命と呼ばれる現代社会も、情報通信技術やＡＩなどの劇的な進化が私たちの暮らしを根本から変えようとしています。本書では、ナイチンゲールの思想・行動と当時の技術革新による社会変容の関連を検証し、現在の最先端テクノロジーが導く未来のケアの行方を探ります。

（編集部）

目次

第一章　ケアの変容を促すテクノロジー

第二章　ケアの未来に向けて

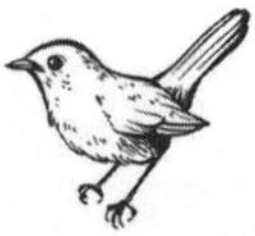

第一章　ケアの変容を促すテクノロジー

世界のリアルに迫る、次世代のナイチンゲール

服部 桂

服部 桂 はっとり・かつら

ジャーナリスト

早稲田大学理工学部修士。朝日新聞科学部記者、AT&T通信ベンチャー、MITメディアラボ客員研究員、雑誌編集者を経て現在はフリーランスのジャーナリスト。関西大学客員教授、早稲田大学・女子美術大学・大阪市立大学などで非常勤講師。

著書に『人工生命の世界』『マクルーハンはメッセージ』『VR原論』他。訳書に『デジタル・マクルーハン』『ヴィクトリア朝時代のインターネット』『チューリング情報時代のパイオニア』『テクニウム』『〈インターネット〉の次に来るもの』など多数。

産業革命を経たイギリスで起こった急激な工業化・都市化による生活変化と、それに伴う社会的な意識の変化は市民に何をもたらしたのか。人々はそれまでとは異なる世界のあり方をどう感じながら暮らしていたのか……。メディアおよびテクノロジー論を専門とする服部桂氏が、ナイチンゲールの活躍と情報技術革新との深い関係を掘り起こしながら、「第四次産業革命」ともいわれる現代に生きる私たちが担う「次世代のケア」への道筋を探る。

ナイチンゲールが生まれて二世紀が経過し、近代看護に対しても新たに関心が高まる一方、派遣されたことで彼女を世界的に有名にした当時のクリミア戦争（一八五三〜一八五六年）と同じ地域のウクライナで、今再び悲惨な戦争が勃発していることに、誰もが大いなる皮肉を感じるのではないだろうか。

十九世紀に起きたクリミア戦争は、イギリス、フランス、トルコ等の連合軍がロシアと戦ったもので、現在のロシアがウクライナに侵攻している状況とは異なるが、どちらも南下して西側へ拡大しようとするロシアと、それを阻止しようとする西側の勢力が東西の境界線を巡ってつばぜりあいを行った地政学的な戦いだ。

ナイチンゲールとクリミアを直接結び付ける縁はないが、この時代が経験した混乱とテクノロジーの関係は、なぜか現在のわれわれの時代とも奇妙に響き合うものがある。

日々の新聞報道が契機に

今回のウクライナの戦争はＳＮＳで日々現場の状況がほぼリアルタイムで伝わって来て、衛星写真を使った３Ｄ画像も公開されて、破壊された市街の現場をバーチャルに訪れることさえ可能になった。テレビでは現地からネットでのオンライン中継の映像が流れ、レポーターが街や人々の悲惨な現状をそのまま伝えてくる。ニュース番組で国内のさまざまなニュースとともに報じられると、見慣れない外国の風景ではあるものの、隣町で起きているような気になってくる。ましてやそこに友人や関係者や日本人の姿も出てくると、地球の裏側の知らない話とはとうてい思えなくなる。

巨大な軍事力と物量で一気に制圧する、といった二十世紀までの戦争の図式が現在でも問題になるが、それよりもネットを通して世界的に流れる情報やフェイクニュースが個人と国家を同時に直撃し、誰もが傍観者ではいられなくなって当事者のような視点で仮想的に関わってしまい、国際世論がそれによって大きく動いていることのほうが目を引く。ハッカー集団のアノニマスがロシア政府のサイトを乗っ取って軍事行動を妨害するなど、情報の持つパワーがある意味現実の物量の影響力を上回り、イギリスのガーディアン紙は今回のウクライナの戦争を「第一次情報大戦」とさえ呼んでいる。

ところがこれと同じような状況が、ナイチンゲールの生きていた当時のイギリスでも起きていた。大英帝国を代表する日刊紙「タイムズ」は、世界中に特派員を送り、当時の最もグローバルな視点でイギリス国民に語りかけていたが、とくにクリミア戦争には初の従軍記者ともされる辣腕のウィリアム・ハワード・ラッセル特派員を送り、イギリス軍の日々の惨状を生々しく伝えていた。

タイムズは戦争報道キャンペーンを展開し、ラッセル記者は戦地での日々の戦況や死傷者の情報を伝えるとともに、医療物資が不足して医療環境が劣悪である実態を明らかにして救援を訴えた。そうした報道は多くの読者に熱狂的に読まれ、戦意発揚のためと政府も後押しした。政治家もここぞとばかりに支援キャンペーンを展開することで義捐金や救援物資が集まり、タイムズの記者がそれを戦地まで運んだ。まさにこうした日々の報道に強く心を動かされたナイチンゲールがいてもたってもいられなくなって、戦時大臣のシドニー・ハーバートの従軍依頼にすぐさま応じて、戦地に赴くことになったのは自然の流れだったのだろう。

それに先立つ戦争で最も注目を集めた、一八一五年にナポレオンが敗れたワーテルローの戦いでは、誰よりもその情報を早く入手して大儲けした、ロンドンの情報通ネイサン・ロスチャイルドでさえ、伝令や伝書鳩などを駆使し、やっと二日後にその勝敗を知ったという時代で、大方の外国の情報は数週間以上前のものが普通だった。

実際にはそれ以前、フランス革命の最中だった一七九一年に、クロード・シャップという発明家が考案した「テレグラフ」（腕木通信）と呼ばれる、大きな腕木の形で手旗信号のようにアルファベットを表現する機械が存在しており、それを最大三〇キロメートル程度の間隔で建て、その姿を望遠鏡で観測しながら、伝言ゲームのように情報を伝えていくシステムがあった（**図1**）。それはナポレオンが国内の情報を収集管理するために

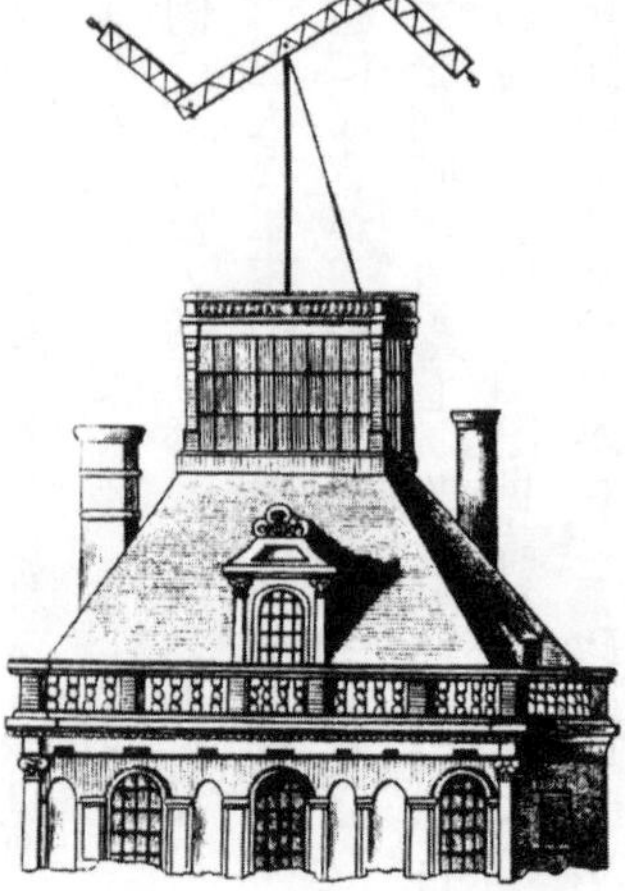

図1　フランス式のテレグラフ装置。アンテナのように見える腕木の形状を屋内からロープで変化させて視覚的に信号を送る。

活用して、伝令が馬で書簡を運ぶよりずっと早く、数時間でヨーロッパ全体に情報伝達することは可能になっていたが、各国に普及したものの国の管理する特殊なネットワークであり、民間にはほとんど開放されてはいなかった。

そしてクリミア戦争が起きた頃には、一八四〇年代に実用化が始まった「電信」というインターネットの先祖とも考えられる新しいテクノロジーによって、情報を光のスピードで伝えるインフラがついに出現していた。▼1

それはまさに電気の発見によるイノベーションのおかげだった。十八世紀はまだ雷が「神の怒り」と考えられていた時代で、それが摩擦電気と同じものだとは考えられていなかった。奇術などに用いられていた摩擦電気の伝わる速度を計ろうと、一七四六年にフランスのジャン・ノレ神父が、金属の棒を両手に持った多数の人を一列に並べて、その端から高圧の摩擦電気を流し、一マイル先の人が瞬時に感電することを実験で証明していた。

そして一七五二年にはアメリカのベンジャミン・フランクリンが凧とライデン瓶という蓄電装置を用い、雷が電気であることを示した。また一八〇〇年には摩擦電気に頼らずとも化学的な方法で電気を発生させる電池が、イタリアのアレッサンドロ・ボルタにより発明された。

さらに一八二〇年には電気を通すことで磁気を発生することを発見したデンマークの科学者ハンス・エルステッドの成果から電磁石もつくられ、電気信号の有無を磁石の動きで検出する技術が実用化し、イギリスではウィリアム・クックやチャールズ・ホイートストン、アメリカではサミュエル・モールスなどが一八四〇年代に次々と電信機を実用化していった。

電子テクノロジーで時空が消える

しかし電信は当初すぐに受け入れられたわけではない。発明者が電信を売り込むために隣の部屋との間でデモをしても、奇術扱いで誰も理解を示さなかった。アメリカではモールスが議会に働きかけ、一八四四年に首都ワシントンとボルチモアの間四〇マイルの鉄道路線に沿って電信線が敷設された。そして同年五月にはボルチモアで開催されたホイッグ党の全国大会で大統領候補が指名されたニュースが電信でワシントンまで伝えられ、それから一時間経ってやっと同じ結果が汽車で届けられたことで、物を運ぶ速度を超えた新しいメディアの有用性が確認された。

イギリスではビクトリア女王の次男誕生のニュースが電信で速報され、犯罪者が汽車で逃走する際に電信で先に犯人の特徴が伝えられて逮捕につながるなど、鉄道より早い情報伝達が全国的に行われることによって、電信は一般人にも認知されるようになって行った。

全国ニュースが電信によってリアルタイム化すると、次には一八五一年にロンドンとパリの間に海底ケーブルが敷設され、一八五八年にはそれが大西洋を超えた。国際間の通信の需要は急伸し、一八七〇年代初頭には電信回線は全長一〇〇万キロにも達し、海底ケーブルも五万キロと延び、二万もの都市がつながるようになった。とくに国家戦略的に電信回線を伸ばしたイギリスは、海外の植民地を支配するため積極的に活用し、東インド会社と本国の通信は一〇週間から四分へと短縮された。

それと同じ一八五一年にロンドンで開催された初の万国博覧会も、こうした多量の海外情報で届く文物を実際に展示するという、想像力の拡張に対する一つの解答だった。中世には国のサイズは国王が馬で往復できる範囲に限定されていたとされるが、近代国家は電信という手段を使って領土を一気に拡大し、植民地をグローバルな規模で支配する手段としても世界に広がっていったのだ。

電信の発達は情報メディアの持つ時空のスケールを大きく変えた。それまで週や月単位で郵送されていた新聞は、日々の膨大で脈絡のないニュースをすべてページの上に並べ、ありあまるニュースを輪転機という高速印刷手段で量産することにより、日刊で発行されるようになった。商品や相場の情報も、月や週単位から日々交換されるようになり、グローバルな規模と、より速いテンポで経済が回転し始める。

また、遠方の情報がリアルに伝えられ、蒸気機関車や蒸気船などによって交通手段が高速化し大規模になるにつれ、物資や人々の移動性が向上し、トーマス・クックのような旅行会社が生まれて、貴族しか楽しむことのできなかった海外旅行が一般化し、民族移動のような現象さえ起き始めた。

電信のオペレーター同士が、日々オンラインで会話しているうちに遠距離恋愛に発展して結婚したり、電信を不正に使って宝くじや競馬の勝ち馬の情報をいち早く入手して儲けたりする人も出てきた。国の機密情報や商売の通信は、オペレーターなどの仲介者に情報が漏れることを危惧し、暗号で通信されるようになった。さらには、そうした暗号を解読するハッカーまがいの者さえ出てくることにもつながった。まるで昨今のインターネットの混乱とそっくりな状況が、すでに一七〇年ほど前から一般化し始めていたのだ。

こうしたリアルタイム化は国家レベルでも混乱をもたらした。日々の戦況が本国に届くことで、何も現地の状況を知らないロンドンの上官からクリミアの戦地にいる司令官シンプソン将軍のところに問い合わせや指令が何度も伝えられ、将軍は「これは新しい危険な魔術だ」と音を上げた。外交官も時間をかけて自らの裁量で人的交渉をする自由を奪われ、こうした新しいメディアの速度についていけない旧体制の悲鳴が聞こえた。

また新聞で報じられる戦況は、そのまままた電信を通してロシアにも筒抜けとなり、戦争の様式までが変わることで対戦の行方に影響を与えるまでになった。アメリカでも、一八六一年から始まった南北戦争でリンカーンが電信を活用し、南軍の動きをいち早く把握して勝利し、こうした全国的なリアルタイムのコミュニケーションメディアは近代国家を統治する要であることも理解されるようになっていった。

科学論争からテクノロジーの時代へ

ナイチンゲールはこうしたコミュニケーション革命の起きた十九世紀の中ごろに、初のオンライン戦争に巻き込まれることになったわけだが、彼女を有名にしたのは戦地に赴いた勇気やその人類愛ばかりでなく、近代医学が整備されつつある時代に相応しい科学的思考を看護にもたらしたことだ。

クリミア戦争で陸軍病院に勤務している間に、多くの兵士が戦争による負傷や病気より、野戦病院に入院した後に感染した病気で死んでいることに気付き、病院を清潔にして栄養の確保を行うことで、死亡率を四二・七パーセントから二・二パーセントへと劇的に下げることに成功した。

その衝撃的事実を本国に帰ってから報告し、政府に病院の環境を向上させるキャンペーンを始めるにあたり、当時インドから欧州に上陸して猛威をふるったコレラのデータを集めて分析していた物理学者のウィリアム・ファーに相談した。コレラの発生日や発生場所などを解析してグラフ化していたファーに習い、彼女も日々の死者数をグラフ化して、病院を改良後にいかに死亡率が減ったかが一目でわかるレポートを作成して陸軍大臣に報告したが、その説得力のおかげで衛生委員会がつくられてその後の病院環境の改善が進んだ。

ナイチンゲールは父親の影響で幼いころから数学に興味を持ち、人間の生活に統計的手法を応用したアドルフ・ケトレーの『人間とその能力の発展について[★1]』を読んで、科学的合理

★1 Sur l'homme et le développement de se facultés, ou Essai de physique sociale, Bachelie, Imprimeur-Libraire, Paris, 1835.

性について理解していたが、それは彼女自身の資質のおかげばかりか、産業革命が進んだこの時代の要請でもあった。

当時は大量のデータを分かりやすく図表化するために、すでに十八世紀からジョゼフ・プリーストリーがつくった時系列チャートやウィリアム・プレイフェアが発明した棒グラフや円グラフなどが貿易収支などの解析に使われており、数字の並んだ細かい表などではわからない全体の傾向を把握できることから、政治家や官吏が利用するようになっていた。地図もより精密なものがつくられるようになり、それが人口や経済のデータと組み合わされて、民主化する国家の運営を科学的に支援する道具として使われた。

こうした動きは、元をただせば十五世紀半ばに、グーテンベルクが活版印刷を発明してからであり、当時から世界の情報爆発が始まっていた。それまで写本で毎年一冊のペースでしか伝えられなかった情報が、日々何百冊というレベルに増えて、十五世紀中には聖書を中心にした書物が二〇〇〇万部、十六世紀にはそれが二億部へと桁違いの進化を遂げており図書館も整備されていた。

情報を多くの人が共有することで、新しい思想や科学的発見を論議する基盤が形成され、より正確な航海情報を使ってコロンブスが新大陸を発見し、地球の裏側までの遠洋航海が可能になり、十六世紀になってルターが聖書を母国語で普及させることで宗教改革が起きてドイツ語が国をまとめ、コペルニクスが天体観測のデータを精査して地動説を唱え、フランシス・ベーコンが一六二〇年の『ノヴム・オルガヌム』（桂寿一訳、岩波文庫、一九七八）で、印刷術・火薬・羅針盤をルネッサンス期の三大イノベーションとして挙げるように、十七世紀は科学革命とも呼ばれる近代化が進み、各国で科学アカデミーも設立された。

さらに十八世紀にはこうした新しい知を総合的にまとめた百科事典もつくられ、啓蒙思想が広まることによって一気に近代化が加速し、イギリスでは産業革命が起きて資本主義が成立するのと同時に、アメリカの独立戦争やフランス革命によって、中世までの王権や貴族社会が危機に陥り、一気に市民を中心にした近代国家が形成され始める。

そうした中で、自然から社会までをより多くのデータを元に整理して、新たな学問を構築する動きが盛んになった。まず自然に関しては十七世紀にアイザック・ニュートンやガリレオ・ガリレイ、ヨハネス・ケプラーなどが望遠鏡を使った精密な天体観測をすることで、万有引力や宇宙の成り立ちが明らかになり、十八世紀に入ると大航海時代に収集された新しい動植物も増えることで、カール・リンネがまず植物界を分類して統一した命名法で体系化し博物学が盛んになり、この考えが物質の分類に及んでフランスのアントワーヌ・ラボアジェなどが化学を錬金術的なものから定量的な手法で近代化し、物理学も統計的な手法で熱を扱い、それがエネルギーの理論へとつながる。

それと同時に、社会に関しても人口や経済の動向を調査して計量化して、社会現象をデータに基づいて理解したり操作したりする動きが加速する。

十五世紀から教会の教区の洗礼者や死亡者の記録は散発的に取られていたが、十七世紀にはロンドンの商人ジョン・グラウントがこうした数字に会計学的な処理をし、ロンドンにおける死亡者が出生者数を上回るなどの動向を示し、こうした統計学的手法が「政治算術」と呼ばれるようになる。イギリスにおいては、ペストの流行時などにすでにこうした調査が役立つことが認識され、人口動態の調査と公衆衛生は最初から深い関わりがあった。

十八世紀には統計学が工業生産力や経済力の指標や国力を把握するために用いられ、政治も為政者や神の意志によってばかりではなく、客観的なデータを用いて論議がされるようになる。とくに清教徒革命でいち早く近代国家への足がかりをつかんだイギリスや、革命で王政を打倒し合理性を追求してメートル法まで施行したフランスは、国家の現状を科学的に把握することに熱心で、十八世紀末から十九世紀にかけて国勢調査も始まった。

医学も十八世紀にはまだ薬学の延長線上に職人的な技法を駆使するばかりで、病気は人間の体液のバランスや神の御業が原因とされる時代で、種痘が行われ始めた当初も神の意志に反するという声も絶えなかった。しかし具体的に死亡率を調査することでその効用が認められるようになり、啓蒙主義の時代に医療も技法から科学へと近代化が進んだ。

こうしたデータは現状の把握ばかりか、その傾向から将来の動向を類推する手段ともなったが、当時は国の人口さえ正確に把握されず、古代と比べて世界の人口が減って衰退しているのではないかと危惧する声さえあった。イギリスの経済学者ロバート・マルサスはこうした人口動態と産業の動向を比較して、一七九八年に出版した『人口論』（斉藤悦則訳、光文社古典新訳文庫、二〇一一）の中で「幾何級数的に増加する人口と算術級数的に増加する食糧の差により人口過剰、すなわち貧困が発生する。これは必然であり、社会制度の改良では回避され得ない」と予言して世界に衝撃を与えた。

こうした時代に、産業革命による都市部への大量の人口移動で、伝染病を始めとするさまざまな公衆衛生の問題や、活発化する経済動向や兵力など、近代国家の形成に必要なさまざまなデータをグラフやチャートでわかりやすく提示し、巨視的な動向から将来を予想することはどんどん一般化しており、ナイチンゲールもこうした十九世紀当時のビッグデータとデータサイエンスの申し子だった。

現代と重なるナイチンゲールの時代

ナイチンゲールが生きた十九世紀は、いち早く科学や技術革新を取り入れて産業革命を通して大英帝国を築いたイギリスが絶頂期の時代であり、ダーウィンの進化論が出され、物質の基本単位としての原子や電子も特定されて化学合成による新物質がつくり出され、医学分野でも細菌の存在や免疫機構が解明され、病院が教会や修道院に代わって近代国家の公衆衛生を担うようになった時代だ。

こうした新しい科学思想の進展は有能な思想家や科学者のおかげだが、その裏には自然や社会の情報を観察して読み取り、定義・分類し蓄積してわかりやすく伝える手段の発明があったことも忘れてはならない。印刷術以降の望遠鏡や顕微鏡、精密な時計、精密機械技術などを使うことで、それまでにない新しい知見が形成された。

十八世紀に産業革命を可能にした機械技術は、大航海時代に正確に現在位置を測定するために必要とされた精密時計クロノメーターの開発に見られるように、その精度の極致に達しつつあった。

時計職人は時間測定の精度を競うばかりか、王族や貴族のために贅を凝らし、歯車を組み合わせたからくり時計をつくり、鳥がさえずり花も咲く自然を模した風景をあしらえて、楽器を演奏し絵を描くからくり人形も多く手がけた。その中でも全欧で最も注目を浴びたのは、フランスの発明家ジャック・ド・ボーカンソンが一七三八年頃に製作したアヒルの人形だった（図2）。

このアヒルは四〇〇個以上の部品で動くが、羽ばたき、水を飲み、穀物を食べてフンまですることで当時の人々の度肝を抜いた。アヒルの体内には食道や胃や腸も組み込まれて見えるようになっており、このからくり人形は動きの面白さよりも、むしろ生物の生きた姿をそのまま機械で再現し、生命とは何かを問いかける

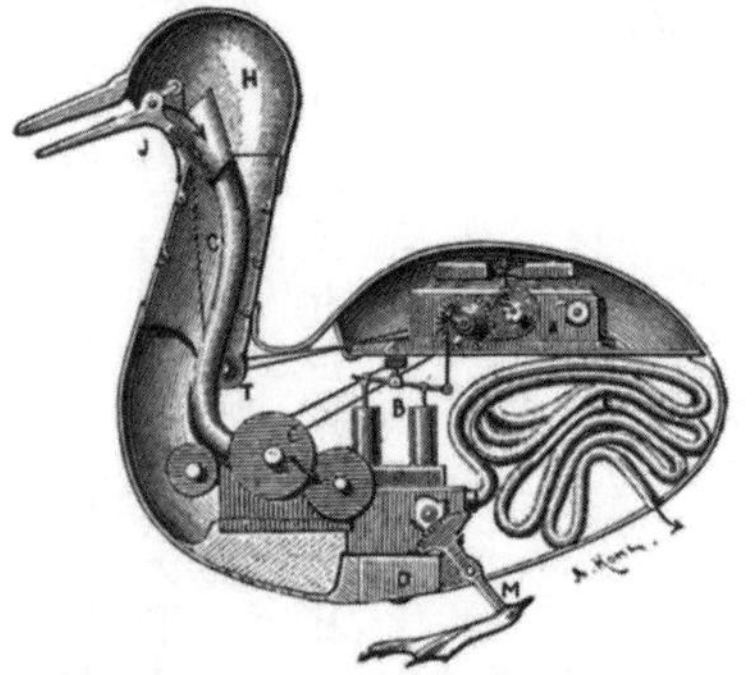

図2　ボーカンソンの「消化するアヒル」の構造図。外科医から解剖学の詳細を教えられたことが、血液循環、呼吸、消化といった生命体の機能を真似た機械装置を開発する下地となった。

物だった。

一七七〇年には、オーストリアでマリア・テレジアのために臣下のフォン・ケンペレンが、チェスを指すトルコ人の格好をした人形をつくり人間と対戦し勝利した。[2] あくまでもこれはトリックだったが、機械仕掛けのアヒルや人間が本物さながらに動く様子を見た人々の中には、生命現象が生気や魂といった捉えどころのない不可知な作用によるものではなく、機械的メカニズムの動きでしかないと考える人も出てきた。事実十七世紀にはルネ・デカルトが動物機械論を唱え、一七四七年にド・ラ・メトリが『人間機械論』(杉捷夫訳、岩波文庫、一九五七)を発表し、生命や魂という宗教が扱ってきた分野にも科学的アプローチが始まっていた。

このチェスを指す人形をロンドンで少年時代に見た数学者のチャールズ・バベッジは、機械人形をさらに精密にしていけば、人間のように知的な機械をつくることも可能ではないかと、現在の人工知能(AI)のような考えを抱いた。このバベッジ少年は、より精密な計算を可能にする数表の高度化を手がけるが、手計算の限界を思い知らされたことから、一八一二年に計算を機械が自動的に行える階差機関という歯車式の計算機をつくろうと考えた(彼が設立メンバーの一人となったロンドン統計学会は一八五八年にナイチンゲールを初の女性会員としている)。

これこそが近代のコンピューターの祖先だったが、バベッジの計算機は完成することはなかった。しかし、こうした機械による大量のデータ処理は国勢調査などに応用されるようになり、調査データをカードに穴を開けて記録し、カードを機械で読み込んで自動集計するタビュレーティングマシンをいち早く実用化したのが、IBMの前身であるCTR社(Computing-

Tabulating-Recording Company）だった。

コンピューターは二十世紀初頭に、イギリスの数学者アラン・チューリングの計算理論を元に考案され、第二次世界大戦中にアメリカのＥＮＩＡＣが初の電子式の計算機としてデビューしていた。当初計算機は軍事や専門的な計算をこなす特殊な機械と考えられており、ＩＢＭの創業者トーマス・ワトソンも世界的な需要は五台程度と考えていたとされる。

しかし日本でも当初「電子計算機」と呼ばれていたコンピューターは、部屋の大きさほどもあったものが徐々に小型になり、一九八〇年代には個人が利用できるパソコンが普及し始め、それが九〇年代にはインターネットに接続され、今では誰もが世界とリアルタイムにつながることのできる新しいメディアとして普及している。

二十一世紀になり世界の大半の人々が使うインターネットには、日々の世界の実態を表すデータがあふれ、それらビッグデータを自動的にコンピューターで収集し処理するデータサイエンスも注目され、国家レベルの経済や政治を超えた環境問題などのグローバルな問題が論議されている。ＡＩやメタバースなどの利用により、専門家ばかりか誰もがグローバルな問題に参加してその動向を論議できるようになってきた。

医療や看護の分野に限っても、国勢調査によって国の実態が把握できたように、体内の状態を精密に計測できるＣＴやＭＲＩなどにより健康現状を正確に診断できるようになり、ウェアラブルなどの機器で人体を二四時間個別にモニターすることも可能になった。今までは実際の症例や限られたサンプルだけで決められていた平均値的な医療の基準も、個人の特性に合わせた対応が可能になり、将来はその人ごとの特性や症状に合わせて薬を日々調合し、生活をサポートすることも可能となる。ＩｏＴなどによって常時モニターが可能になり、生活習慣病の是正や予防医学にもこうしたデータが活用されるようになっていくだろう。

そう考えるなら、奇しくも今の時代は、ナイチンゲールが生きた時代のメディア革命と同じ構図で、それをはるかに大きな規模でデジタル化したメディアが、次の世代の人々に世界の現状を伝えていると言ってもいいだろう。

こうした人類の歴史を大きく変える節目は、人間の能力を飛躍的に高めるテクノロジーの発展によってもたらされていると考えるなら、一七〇年前にナイチンゲールが経験していたテクノロジーのイノベーションと同様の構造を、インターネットやＡＩに囲まれ、デジタル化による「第四次産業革命」が起きているとされる今の時代も持っているのではないかと思えてくる。

ナイチンゲールの功績を思い起こすのと同時に、われわれのまだ知らない次の世代のナイチンゲールとなるだろう誰かが、今まさに世界のリアルと触れながら未来の医療や看護の夢を描いているかもしれないと想像してみてはどうだろう。

参考文献

▼1　トム・スタンデージ著、服部桂訳：ヴィクトリア朝時代のインターネット、ＮＴＴ出版、二〇一一．

▼2　トム・スタンデージ著、服部桂訳：謎のチェス指し人形「ターク」、ＮＴＴ出版、二〇一一．

第一章　ケアの変容を促すテクノロジー

テクノピアサポートで進化する看護と介護

山海嘉之

山海 嘉之 さんかい・よしゆき

筑波大学教授／筑波大学サイバニクス研究センター 研究統括／筑波大学未来社会工学開発研究センター（F-MIRAI）センター長／CYBERDYNE（サイバーダイン）株式会社 代表取締役社長／CEO、工学博士

世界初の装着型サイボーグ「HAL」を開発。日本ロボット学会理事、内閣府FIRST研究統括、内閣府ImPACTプログラムマネージャー、文科省地域イノベーションエコシステム事業プロデューサーなどを歴任。スウェーデン王立工学アカデミーインターナショナルフェロー、日本ロボット学会フェロー、計測自動制御学会フェロー、世界経済フォーラム Global Future Council (Production)、Global Precision Medicine Council、第四次産業革命センター（サンフランシスコ本部）センターパートナー。

山海嘉之氏が推進する新学術領域「サイバニクス」が扱うテクノロジーは、疾病予防や早期発見、治療、予後の健康管理、自立度を高めていく生活が日常化する社会を、病院や自宅や職場という空間を超えた現場で実現させせようとしている。生身の人間に深く関わるケアの世界と最先端テクノロジーの間にある溝は今後どのように埋められていくのか、古くから続く人間の五感と技術との関係や、「個」の世界に向かう最新科学の動向など、看護の本質に迫る話を伺った。

聞き手▪編集部

テクノピアサポート社会とは

編集部　山海先生は、サイバネティクス（人工頭脳学）、メカトロニクス、インフォマティクスを中心として、脳・神経科学、行動科学、ロボット工学、人工知能、ＩＴ、システム統合技術、生理学、心理学、哲学、倫理、法律、経営などの異分野を融合複合させた、新しい学術分野である〝サイバニクス〟の提唱者であり、そこから生み出された世界初の装着型サイボーグ「ＨＡＬ（Hybrid Assistive Limb）」を開発されました。その取り組みの背景にある「テクノピアサポート」という言葉が何を意味するのか、まずお聞かせください。

山海　ＨＡＬは脳神経系由来の運動意思を反映した微弱な生体電位信号を活用し、装着するだけで身体の一部のように機能し、装着する人をサイボーグ化します。医療用ＨＡＬは、疾患・事故・加齢などにより脳・神経・筋系の機能が低下した方の身体機能の機能改善・機能再生治療（サイバニクス治療）を行う革新的医療機器です。二〇一三年にロボット治療機器として初めて欧州全域で医療機器として活用できるようになりました。日本においても二〇一五年一一月にＨＡＬ医療用下肢タイプが新医療機器として薬事承認され、二〇一六年一月には進行性の神経筋難病疾患を対象とした進行抑制治療処置への保険適用、二〇一七年一二月には米国で医療機器化を達成しています。

こうして私が医療分野に関わる背景には、人とテクノロジーが共生し、相互に支援し合うという概念に基づく「テクノピアサポート社会の実現」というビジョンがあるのです。約三〇年後に国民の四〇パーセント以上が六五歳を超えることとなり、人々とテクノロジーの共生が欠かせない時代が到来します。それを踏まえ、我々は両者の関係のありようを適切に理解していく必要があると考えます。そこで「科学技術は、人や社会に役立ってこそ意味がある」という基本的な理念をベースに、生命が持っている自己治癒力を賦活化し、身体機能を可能な限り維持したり改善したりしていく革新技術づくりに加え、人の脳神経系からＡＩロボット、生活環境、スパコン・クラウドに至るまでを包括する新学術領域・革新的研究開発領域をつくり上げていく取り組みを推進しています。

編集部　テクノピアサポート社会を考える前提として、先生は一人ひとりの人間の健康や幸福、ウェルビーイングのあり方にどのような理想をお持ちでしょうか。

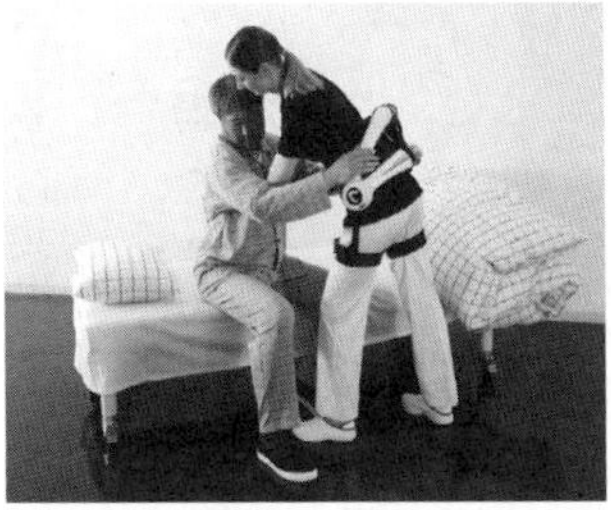

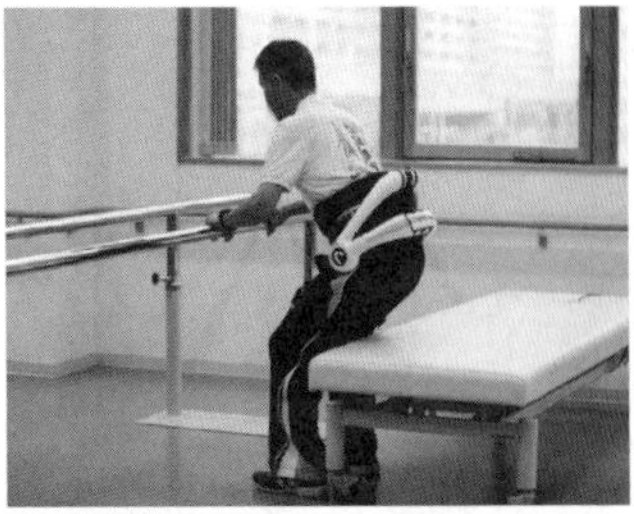

図１　装着型サイボーグ HAL（腰タイプ介護・自立支援用）　意思に従った運動を行うことにより、身体機能の維持・向上や自立度を高めることが期待される。すでにさまざまな医療・介護施設、在宅現場などで実用化が進む（右）。被介護者や患者の利用だけでなく、移乗介助・体位変換介助などで生じる腰部負荷について医学的解剖学的観点から解析・シミュレーションを実施し、負担をより低減できる機能を実現。ケアワーカーが使用することで腰痛のリスクを低減する（左）。防水機能もあるため入浴介助でも利用できる。（photo : Prof. Sankai, University of Tsukuba / CYBERDYNE Inc.）

山海　テクノピアサポート社会とは、高齢者や障害者の自立だけを対象にしているわけではなく、より広く人類とテクノロジーが相互に支援し合いながら共生する社会をつくり上げていくことを意味しています。

これまで、テクノロジーはその進化の中で、「人」の要素（ヒューマンファクター）があまり考慮されておらず、少しはみ出した状況にありました。サイバニクスでは、量産技術や作業代替ではなく、人を中心に据えたあり方を大切にしています。それは物理空間における世界だけでなく人間の内側にある情報空間も含めたものと言っていいでしょう。

そこから得られる非常に重要なヒューマン・ビッグデータとともに、「人」＋「サイバー・フィジカル空間」（情報空間と物理空間）という枠組みで、これからの科学技術を捉えておくことが大切です。テクノピアサポートが実現された未来社会では、こうした考えが当たり前に成り立っていると思います。

そんなビジョンの背景を短く語ってみましょう。人類は長い時間をかけて自然淘汰の中で遺伝子を変えながら進化し、ホモ・サピエンスになってからも木の枝や石などのちょっとした道具を用いる世界から技術を進歩させ、自分たちを取り巻く環境を変えていく生き方に変化していきました。大きな獲物を狩ったり、硬いものを切って小さくして食べたり、農耕により移動せずに食物をつくることもできるようになったのです。そして近代になり工業社会を迎えてからは、交通を発達させ、移動空間を拡張させ、同じものを大量に生産することで多くの人を支えられるようになりました。そうして物質的に余裕ができたことで、現在のような情報に高い価値が置かれる社会となったのです。

このように人類は物理空間からようやく情報空間へと活動領域を広げることに成功したわけですが、肝心の「人」というものがそこにはなかなか見えてこない。例えば看護の世界でも、ケアやコミュニケーションの場で最先端のテクノロジーが入ることに若干の違和感を持たれる方がおられるのもそのためです。社会のさまざまなところで、まだまだ「ハイテクを導入すればお年寄りがついてこられなくなるのでは？」と言われたりしています。

しかし、あくまで「人」を基本に据えたうえで、物理空間と情報空間を一つに融合した塊として扱う技術分野であるサイバニクス産業ができ上がってくれれば、テクノロジーが人と密接な「生きた技術」へとどんどん進化していくはずです。言い換えれば、現在のようにテクノロジーだけが先に進むのでは、人からのフィードバックがないために進化の道を獲得できないのです。

技術に対する興味だけで動くような多くの研究者は「この技術、何かに使えませんかね」などと言うわけです。私はこのセリフを聞くたびに「何に使えるかわからない技術をつくってどうするのですか？」と言いたくなります。例えば単式顕微鏡を発明したアントニー・レーウェンフック（一六三二－一七二三）には、「植物や生物の細部を見てみたい！」という強い思いがありました。夢が叶い顕微鏡で生きた細胞や細菌が見え、微生物を観察できるようになった瞬間、すなわちそれまで見えなかったものが見える技術をつくった瞬間から、微生物学・細菌学といった新しい学術が誕生したのです。

つまり、学術が先にあったのではないのです。社会の中で実際に「生きた技術」を展開したことをきっかけに新しいことがわかってきたわけです。看護の世界で考えると、看護を支援する技術が生まれることによって、目で見て、耳で聞いて、鼻で嗅いで、手で触って感じていたこれまでのレベルを超えた様々な情報が得られるようになれば、それによってケアのあり方も変わり、人自身も変わっていく。技術に対するこうした認識に大きく舵取りができていけば、看護や介護の分野が扱うウェルビーイングに対する世界観が大きく進化するだろうと思います。

そのために、サイバニクスが扱う幅広い分野、すなわち再生医療からロボットやサイボーグの技術、AIやデータサイエンス、心理、ヒューマン・ビッグデータ、そしてクラウドやスーパーコンピュータといったものまでが一つの塊として扱えるように基礎と実際の取り組みを同時展開する。また、これに合わせた人材育成や社会実装も行っていくことによって、従来は方向性が異なるさまざまな取り組みが相互に連携し合い、共鳴して本来目指すべき新しい科学技術のあり方へと導いていくのです。

看護の世界にテクノロジーが入っていくとき

編集部　そうした新しい社会に生きる人にとって、幸福とはどのようなものとなるのでしょうか。また、新しい社会のテクノロジーと産業のあり方について教えてください。

山海　幸福のあり方は人それぞれです。ウェルビーイング的な観点から語るなら、健康に生きていきたいという思いや、もし病気になっても治ってほしいという願い、事故などで障害を抱えても日常生活を自立して送りたいという希望などさまざまです。これら一つひとつに応えられる未来になれば素晴らしいと思います。ただ、テクノロジーや産業の仕組みを誰かが育ててくれるのを待つのではなく、あるべき姿の未来社会の出口イメージに立ち、そこからバックキャストさせて、社会課題の解決と新産業づくりに積極的に挑戦していく必要があります。

しかし、この挑戦には長い年月がかかるでしょう。企業からすれば、未開拓の市場を一からつくり上げていくプロセスは何年もかかるわけです。例えば、情報テクノロジーは一九〇〇年代の初めに真空管が誕生し、五〇年代前後から半導体が登場して、七六年にアップル・コンピュータ（現アップル）が八ビットの「Apple I」をつくってコンピュータ産業の存在感をきちんと示し始めました。さらに、その創業者の一人であるスティーブ・ジョブズの世界観を展開するかたちで、とうとう現在につながるiPhoneが生み出されたのが二〇〇七年です。どれほどの時間をかけてここまで来たのかと思います。

ロボット産業も同じです。私が学生だった一九八〇年の当時は、市場自体がありませんでした。大学にロボットを学ぶ学科もありませんでした。そういう中で、ＮＣ工作機械（数値制御装置が備わっている工作機械）の黎明期に富士通で開発に携わっていた稲葉清右衛門（一九二五－二〇二〇）がファナック（FANUC）という会社を立ち上げます。しばらくしてアメリカでロボット産業分野が動き始めましたが、欧米では工場などの現場からロボット導入に反対する動きが起きました。一方で日本ではスムーズに市場が拡大し、結果として世界の八割以上のロボットがわが国で活動するようになりました。そしてこの頃から、日本の工業製品は〝ジャパンクオリティ〟というブランドを獲得していきます。

つまり、テクノロジーを拒否した欧米は産業の発展で遅れをとったということなのです。確かに日本でも技能を持つ人や技師の方々は、現場にロボットが入ってくることに若干の違和感を持ちましたが、さすがに自分たちと同等のことができるとは思わないし、実際にやらせてみても高度なことはできませんでした。そこでロボットは単純作業を受け持つことになり、その中で時間をかけて改善の繰り返しが定着していったのです。そうするうちに人が行っていた工程で生じていたヒューマンエラーがどんどん解消され、人間にはできないような細かい動きさえも、正確に誤りなくこなせるようになりました。すると人はロボットをメンテナンスしたり管理したりする役割へと移行し、こうして人とロボットが共に働く場ができあがってきたのです。

看護や介護の世界にテクノロジーが入るときにも、まさにそのような移り変わりが起きるのではないかと思います。サイバニクスが扱うテクノロジーは、細胞培養のレベルからデータサイエンスまであらゆる分野をカバーしていくため、その意味では未来の科学技術そのものをつくり出そうとしています。医療における疾病予防やその早期発見、治療、予後の健康管理、自立度を高めていく生活、そしてこれらを日常化できる社会といったものは、病院や自宅や職場という空間を超えた現場で実現される分野となるでしょう。

社会が「進化」を受け入れる

編集部　専門家同士の連携だけでなく、一般市民もそうした発想や情報交換の中に加わっていくことで、社会全体の医療や介護に関する知識も向上していくといいですね。

山海　おっしゃるとおりです。ラーニングシティとでも言いましょうか。都市空間そのものが人々の学びの場になることが日常化する時代を迎えるだろうと思います。以前と違って今では、ある技術が社会に導入できていないと、人々がその分野の専門家に「そんなこと当たり前にできるはずなのに、なぜやらないのですか」と言う時代になっています。例えばマイナンバーカード一つとってみても、さまざまな本人確認書類（運転免許証や健康保険証、パスポートなど）を統一したり、スマートフォンと連動させたりすればいいなどの意見は、実はユーザーの意識のほうがすでに先にあるのです。そのための環境整備が遅れているだけです。

それと同じようなことが、これから他にも起きていくと私は思います。さまざまなデバイスが生まれ、人々が使い方を体験した瞬間から「これもできる」「あれもできる」という発想がユーザーのほうからどんどん出てくる。そうした要望がまとまると、つくり手にもそれを実現していこうとするアクションが表に出やすくなり、社会の中にテクノロジーが入りこみやすくなる。こうして、人とテクノロジーが共生しやすい社会になっていくのではないでしょうか。

編集部　その先には、すべての研究がオープンソース化していくようなイメージも浮かんできます。

山海　それについては、むしろ制限を受ける時代が来るでしょう。多くの人々がフリーに手を加えられる仕組みによって、オープンソースはこれまでソフトウェア開発を中心に大きく貢献してきましたが、いずれ悩ましいところに到達するだろうと考えられます。なぜかと言えば、プログラムに望ましくない技術が入り込み、ウイルスなどを入れられてしまうことを拒否する流れがあるからです。

　スマートフォンで例を挙げれば、アップル社はすべてを統合管理する構造を選択しています。社外の開発者がアプリを使えるようにするには、アップルの許可を得なければインストールができない仕組みにし、その審査にものすごい時間をかけて、「望ましくないもの」が入り込まないよう細心の注意を払います。一方で、同じスマホでもアンドロイドＯＳはオープンソース化に近い仕組みを利用しているので、誰でも自分で勝手にアプリをどんどん配布できます。その結果、そちらの世界ではコンピュータウイルスの山なのです。ＰＣでいえばウィンドウズも同様にウイルスとの闘いの中で生きていかねばなりません。自由度を高くすることで危険と背中合わせになる状況もあるのです。このままでは、もはや許容できないところに来ているとさえ言えるかもしれません。

すべてのテクノロジーは人間の五感に根ざしている

編集部　サイバニクスと同様に、看護学も医学や生理学のほか、心理学・社会学・哲学など幅広い学問領域と親和性のある分野です。何より両者には山海先生の基本的な姿勢である「人を支えるため」の実学としての共通点があります。しかし看護の側には、人と人との間にさまざまな最新技術やテクノロジーが介入していくことに対し、抵抗のようなものを感じる面もあるように見えます。これについてはどのように思われますか?

山海　現代の看護は医療の枠組みを基本とし、そこでの共通尺度で情報を共有化していると言えます。したがって、原初的には「手当て」という行為から始まったであろう医療において、人が人に直接向き合うことはとても大切なのだと思います。その必要性はこれからもきっと残っていくでしょう。

一方で、例えば古来、人は他者の額に手を当てることで、自分より温度が高いか低いかを見分けていました。しかし体温計という技術を生み出し、共通の尺度を手に入れたことで、人間の平均的な体温との比較を行うようになりました。それが四〇〇年あまり前のことですから、人類の歴史を考えれば決して古い話ではありません。

温度の尺度には摂氏と華氏がありますね。摂氏は氷の融点を零度、水の沸点を百度とするため自然現象を基準にしています。これに対し、ちょうど三〇〇年ほど前にガブリエル・ファーレンハイト（一六八六－一七三六）が考案した華氏は、人間の体温をおよそ百度とし、塩化アンモニウムと水と氷でつくった寒剤の温度を零度とする基準です。つまり当時は「人」を中心に考えたわけです。なぜなら自分と他者の体温を相対的に比べることが前提だったから。しかし、それではあやふやだということで、ほぼ同時期に提唱されたアンデルス・セルシウス（一七〇一－一七四四）による摂氏という、より科学的な基準のほうがやがて広く用いられるようになりました。

今では、体温計も従来の水銀型からデジタルへ移行し、さらに接触型と非接触型など多様化しています。こうして医療の現場では、より正確なデータの推移を見ながら患者の体調をチェックするようになりました。同様に、心臓の状態を診るために手で測っていた脈拍の測定も、より詳細なことがわかる心電図での解析へと進化しています。この先はきっと、看護師さんがポケットに入れられるような装置であらゆる検査ができるようになり、医師や技師が測定しなくても、病棟のベッドサイドや訪問看護で一～二分もあれば、病院の検査室でしか計れなかった情報を取れるような世界になるのではないでしょうか。

そうなった瞬間に、テクノロジーは違和感のないものに変わります。まさにそのとき、最先端の科学技術に対する抵抗感がスッと消えるのです。例えば音波の振動の尺度であるヘルツ（Hz：周波数）の語源はドイツ語の心臓です。一ヘルツは一秒であり、これはおよそ心拍一回の長さなのです。面白いですよね。このように人間は自身の五感を使いながら自分たちの身体の異変に立ち向かい、より正確に測定することで健康を高めてきました。そうした中でルネ・ラエンネック（一七八一－一八二六）が聴診器を発明しました。それまで皮膚に直接耳を当てて音を聞いたりしていたのですが、発明以後、聴診の精度が飛躍的に上がっていきます。今では看護師さんなら誰でも自前の聴診器を持っているし、それをハイテクだなんて誰も言いませんよね。しかし、これも当時の最先端技術だったわけです。

このように、生身の人間とかけ離れているように思える医療テクノロジーも、元をたどれば人間の五感から生まれたものでした。だから、さまざまな医療機器や測定器に頼ることで人間らしさが喪失されていくわけではないのです。テクノロジーは人の五感を超える情報を得るためにずっと進化してきました。かつては「ちょっと熱がある」だったのが、「三七・五度だよ」という情報として伝達することを可能にしたのです。つまり看護師それぞれが個人で抱え込んでいた経験的知識を、他者と共有できる「情報」という形に切り替えていったわけです。このようにして、ナイチンゲールと縁の深い公衆衛生の概念も発展していきました。

最先端の科学技術は「個」に向かう

もう一歩進めて、看護が大切にする「個」に注目すると、現代では医療はこうした共有尺度による相対的な治療ではカバーできなかったケースにも注目するようになりました。例えば、ある遺伝子多型を持つ人にはほぼ一〇〇パーセントの効果が見られる薬剤が、それを持たない人にはほとんど効かないことがわかれば、ランダム化比較試験で「患者全体の統計で三七パーセントの効果があった」という情報はさほど意味を持たなくなるわけです。つまり「全体で捉える」ことを実現しようとしてきた科学技術がさらに進化して、今度は個体を扱うことになるのです。それがこれからの看護や介護の世界です。個別化医療というものがこのように実現されるのです。

編集部　科学はこれまでずっと普遍を追ってきたけれども、それを突き詰めれば個の世界に入っていくということなのですね。

山海　そのとおりです。最先端の科学技術は個の世界です。従来の統計学は今後も重要な学問であり、ツールではあるけれど、しかし個人を扱う道具としてはちょっと弱いのです。

編集部　ビッグデータ解析も、それをやろうとしているのですね。

山海　ビッグデータは、全体を統計的に扱うこともでき、かつ、個に対しての追跡ができるという画期的な面を持っています。ある瞬間を切り取った情報ではなく、その人がずっと生きていく先のプロセスまでがわかるのです。

こうした「全体から個へ」の移行の他にも、科学技術がいわば医療の原点回帰に向かうアプローチがもう一つあります。それは自己回復力です。これもナイチンゲールの看護と密接ですね。

遠い昔、人々は病気になってしまうと基本的に自己回復力に賭けていました。あとは祈るだけだったのですが、科学技術の進歩により微生物学が発展したことで、人間に対する治療というよりは病原菌をやっつけることが治療になっていきました。この戦略がある程度の大きな成果を挙げるようになった今は、個々の人々が免疫力をつけ自己回復力がはたらく状態をどうつくり出していくかが、医療の新しい方向性となりました。現代におけるその到達点が再生医療ですね。なかでも細胞がつくり出しているシグナル、つまり細胞間コミュニケーション（細胞間相互作用）に注目したアプローチは、最先端の医学研究として再認識されており、遺伝子学よりさらに大きな進化を見せています。

このように、健康問題の原因除去と自己回復力をセットで考えることの大切さは、サイバニクスでも同様です。サイバニクス・メディカルヘルスケアシステムは、公衆衛生的な医療から個別化医療へと大きく転換させていく考え方であり、それを社会で普通に使えるような時代にしていくこと、すなわち細胞や脳神経系の修復・機能再生にまつわる新技術や、あるいはその拡張技術を展開しクラウド化された仕組みが日常化することが一つの到達点だと考えます。そう捉えれば、看護はより現代的なテクノロジーと非常に親和性が高いものであることがわかるのではないでしょうか。

編集部　看護に限らず、テクノロジーに対する人々の不安感や警戒心、あるいは技術が悪用されたり暴走したりしないための倫理観のあり方については、どのようにお考えでしょうか。

「我々はその程度の生き物でしかない」

山海　ホモ・サピエンス（ヒト）とチンパンジーなどの霊長目とのゲノム（DNAの全配列）の違いはわずか一・二パーセント程度と言われています。我々は今日まで遺伝子を変えながら絶滅せずに進化を遂げてきたわけですが、歴史的に過去の霊長目が抱えているものをすべて持ち合わせて今に至っているのです。例えばチンパンジーの雄は力を誇示して群れの頂点に立ちたがり、これまでいたボスを群から追い出すと、その子どもを殺させることで、群れのメンバーを自分の仲間として認めるようなこともする。残酷でしょう？　一方で同じ霊長目でも、他者を遠くで傍観するオランウータンもいれば、ゴリラのように誰かに従うことが嫌いだから、自分一人で生き残るために体を大きくしてきた者もいる。あるいは、ボノボのように誰彼構わず交尾を繰り返し、誰がどの雄の子かわからないために雌社会ができあがって、群れで子どもを育て、やんちゃな雄がたしなめられているような世界もある。

これらはどれも、人間の世界にも当てはまるように思えませんか？　だから、我々は「その程度の生き物でしかない」と考えることがまず必要ではないでしょうか。そしてもしそうした欲望を消したいと考えるなら、身勝手にそれを実行できない社会構造をつくるか、あるいは自らの遺伝子を人為的に操作するかしかないと思います。

現在の私たちは前者を選んでおり、法律や社会のルール・規範のようなものを幾重にもつくることでむやみに欲望が追求されにくい社会をつくっていますが、地球全体を執り仕切る村長さんのような存在があるわけでなく、どこかの国や組織がそのルールを破った途端にそれが崩れてしまうわけです。現に今、世界は非常に悩ましい状況にありますが、このようなことの繰り返しが二十二世紀になっても二十三世紀になっても、しばしば起こってしまうのではないでしょうか。

私自身はこうしたことを背景として、人が子どもの頃から何を学び、何を信じて生きるかによって、その人のかなりの部分が決まるのではないかと考えています。人間観や社会観、倫理観を軸にしながら人々が幸せに生きることを追求する、このような共通認識を人々が持てる社会だと良いと思っています。

編集部　おっしゃるように、今まさに戦争という暴力に直面する人々がいて、その現場で用いられる最新の技術が注目されるただ中にあります。山海先生はＨＡＬの軍事利用の可能性を開発当初から徹底的に排除されてきたことでも知られていますね。

山海　まず、サイバーダイン社では無議決権株式で資金調達しました。その後、株式上場する際には議決権種類株式という方式を採用することで、軍事企業からの買収リスクを下げることができ、平和利用を軸に据えて、サイバーダイン社が対象とする革新技術の社会への展開を力強く推進できるようにしています。革新技術の研究開発、未来開拓型人材の育成、社会実装・事業推進、サイバニクス産業の創出を同時展開することはとても大切で、世界でも現職の国立大学の教授をしながら上場企業の社長をしているのは私くらいでしょう。

また、サイバーダインが扱っているデバイスは基本的に通信機能が付加されていてレンタルで販売され、デバイス単体の機能とネットワークを介したサービスが提供できるようになっています。そして、利用期間が終了した場合にはサイバーダイン社が回収することになっています。こうしたやり方の根本は、やはり科学技術の適切な利用が重要であるとの考えに基づいています。

編集部　HALという製品を分解したり改造することができないようにしているのですね。

山海　あくまでルール上のことなので、中にはやってしまう人も出てくるかもしれません。そこで、HALに組み込まれた技術の多くをモジュール化し、たとえ分解しても仕組みがよく見えないようにしています。また製造過程でのパーツや技術の流出を避けるために、サイバーダイン社以外には出荷ができないように契約を交わしています。

人々の幸せを基準にテクノロジーをつくり出す

編集部　テクノロジーと社会について最後に一言お願いいたします。

山海　私たちのHALに限らず、今では一人の開発者の身の丈をはるかに超えた科学技術によって未来が大きく影響される時代になっています。利用する側も含め、人や社会に貢献する価値や生きがいを前提とした人とテクノロジーとの適切な関係を築き上げていくために、生涯を通じて人間観や社会観、倫理観を学習できるような社会へと変えていく必要があると思っています。

これからは知識そのものよりも、むしろ共感や協創する力が重要な時代になっていて、すべての人間が適切な価値観を共有できる大きな地球村ができるためには、新たな人類の進化という観点から科学を再定義し、「人の幸せを基準にテクノロジーをつくり出していく社会」に舵取りすることが大切だと思います。

例えば、強権的なロシアでも、支配層には要職を解任されている人が結構いるわけです。間違いだと思うことに対してNOと言う人たちがいるのですね。だからどのような社会にいたとしても、人として共通の価値観をもつことは不可能ではないのですが、現実には宗教や文化の違いといったものがそれを難しくしている。それでも、教育を通じて乗り越えていくことは可能なはずです。競争のための勉学ではなく、社会を生きていくために必要な勉学を重要視する人が、社会で活躍できる構造をつくっていかなければなりません。

大学教授の一人として、そんな学歴意識が強い社会を超えられる時代が来た、と思える理由が一つあります。この二年間あまりというもの、コロナ禍のために教室での授業が行われていないのです。筑波大学は日本で最も大きな大学の一つで、広い教室が敷地内にたくさんあるのですが、どこも使われていません。しかし大学教育は成り立っているわけです。通信がそれを可能にしたからですね。だとすると、大学をはじめ教育機関における定員枠とは何だろうか、という根本に立ち返ることになるのです。教室に入ることのできる人数や、教員の数と学生との比率などによって競争が生み出されていると考えれば、現状の一対四〇ではなく、例えば一対一、〇〇〇や一万、一〇万という規模で授業ができる時代が来たとしたら、そこでの競争枠は必要なものでしょうか。誰もが平等に教育の機会を得られるとすれば、どこで教育を受けたかという価値ではなく、むしろ何を達成した人なのか、何に取り組もうとしている人であるかのほうが、はるかに重要になるはずです。教育分野にいるどれくらいの人がそのことに気づいているでしょうか。

今日のお話を通じて、医療・バイオ系とロボット・AI・情報系が融合した「サイバニクス」が、ロボット産業、IT産業に続く新産業「サイバニクス産業」を創り出し、人とテクノロジーが相互に支援し合う「テクノピアサポート」が看護と介護の姿を大きく変えていくことをお伝えできたかと思います。

そして、病院と自宅、医療従事者と個人、生活に関わる情報などがつながって、予防・早期発見・治療・健康管理・自立支援・安心安全を軸にした「サイバニクス医療革命」が始まっていることを知っていただけたかと思います。ちょっと擬人化して言えば、サイバニクスはナイチンゲールの看護を受け継ぐ看護職や医療従事者の方々にフル活用されながら、共に進化し続けていく世界を夢見ているでしょう。「健康未来社会」を実現する医療革命は、皆さんの未来指向の新たな一歩から始まるのです！

第一章　ケアの変容を促すテクノロジー

存在し、関係し合うためのテクノロジー

吉藤オリィ

吉藤オリィ　よしふじ・おりぃ

株式会社オリィ研究所 共同創設者・代表取締役／ロボットコミュニケーター

本名は吉藤健太朗。早稲田大学創造理工学部出身。高校時代に電動車椅子の新機構の発明に関わり、二〇〇四年の科学技術フェア高校生科学チャレンジ（JSEC）で文部科学大臣賞を受賞。翌二〇〇五年に世界最大の科学大会・インテル国際学生科学技術フェア（ISEF）でグランドアワード三位に。自身の不登校の体験をもとに、対孤独用分身コミュニケーションロボット「OriHime」を開発。二〇二一年自宅から分身ロボットを操作し、重度障害者らが接客スタッフとなる分身ロボットカフェ「DAWN」を開店した。

技術革新が個人と社会との関係にもたらしうるさまざまな可能性、例えば病気や障害といった課題に直面しながらその人が自分自身であり続けるために、テクノロジーには何ができるのか。吉藤オリィ氏は分身ロボット「OriHime」を通して「ベッドの上にいながら、会いたい人と会い、社会に参加できる未来の実現」という理念を追究する。〝人類の孤独を解消したい〟と願うその強い動機の背景にある彼自身の幼少期の経験から、人が「そこにいること」をめぐる実存的な問いに至るまで幅広く話を聞いた。

聞き手■宮川祥子

「移動」「対話」「役割」で孤独を解消する

宮川　〝対孤独用分身コミュニケーションロボット〟「OriHime」（オリヒメ）は誕生から一二年が経過しました。さまざまな理由で自由に外出できない人が自宅にいながら社会に参加し、人々とのつながりをつくっていくための挑戦は、意思伝達装置や就労支援といったさまざまなツールや仕組みとして形になっていますね。

なかでも「分身ロボットカフェDAWN（ドーン）ver.β」は二〇二一年度のグッドデザイン大賞を受賞するなど大変注目を集めていますが、コロナ禍は運営にどう影響したでしょうか。

吉藤　二〇一八年に実験的に開店してみたところ、イベント形式だったこともありたくさんのお客さんが来てくださいました。ただ、継続してやっていく場合にはスタッフの対応力やロボットの故障などへの懸念があったのですが、その意味でコロナ禍のために無理のない形でスロースタートができたのはすごくよかったですね。二〇二一年六月に営業を始めて、二〇二二年二月までの約八カ月に約一万二〇〇〇人の来店予約を受けました。また予約不要のカフェもあって、そのエリアではロボットたちがうろうろしている様子を近くで眺められるのですが、そちらはカウントには含まれていないのです。

宮川　パイロットの人数と、一日あたりの出勤者数はどれくらいなのでしょう？

吉藤　少しずつ増えながら、今は七〇人くらい働いてもらっています。稼働は流動的で、一日に三〇人程度入れ替わることもあります。一時間当たり何人働けるかを実験するために一二人以上同時に入れてみたり、ベテランが少ないシフトを組んでみたりとさまざまですね。そもそも入院している人もいるので、体調を崩してしまったりする方も多いため一～二時間で交代します。それも一時間働いて一時間休憩し、また一時間働くといったように、その人に合うペースで働くやり方なので、従業員がかなり頻繁に入れ替わるというちょっと変わったカフェではあります。

実は、このことは飲食店業界全体の人手不足の問題とも直結していて、客数の増減に合わせて投入する労働力を短い時間で細かく調整できれば、個人事業主として一つの接客でいくら支払うといった働き方だってできるのです。あるいは一人のパイロットが複数箇所で稼働するOriHimeに同時に入るようなこともできます。そのような新しい働き方を今いろいろと試行錯誤している段階です。

宮川　分身ロボットカフェをはじめ、さまざまな事業に取り組んでいらっしゃいますが、吉藤さんがその先にどのよ

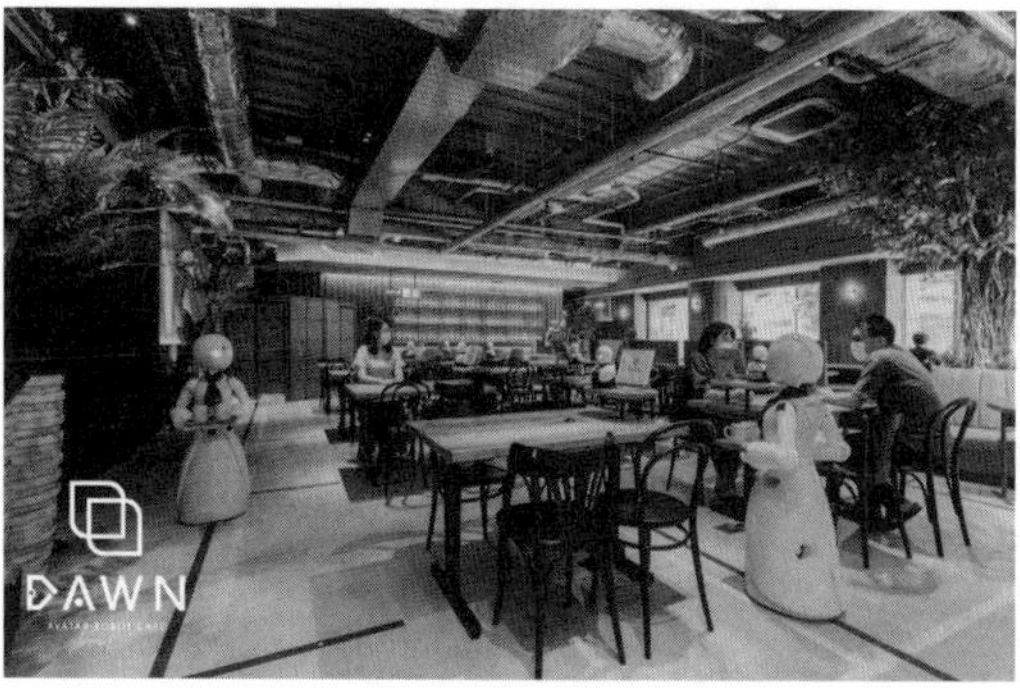

株式会社オリィ研究所が運営する「分身ロボットカフェ DAWN ver. β」は、2021年6月に東京・日本橋にオープンした。外出困難者である従業員が分身ロボット「OriHime」&「OriHime-D」を遠隔操作し、接客サービスを提供している。（写真：DAWN ウェブサイトより）

うな世界を実現したいと考えておられるのか、そのビジョンに関心があります。

吉藤　孤独という問題をどう解消しようかと考えたときに、「移動」と「対話」そして「役割」という三つの障害を取り除くことが必要だ、というのが私のもともとの考えです。私はそもそも孤独とは独りぼっちでいることではなく、自分で独りになって誰からも必要とされずに「つらい」と思ってしまう状態だと定義しています。でも役割を持つことによってそれは解消され、役割があるからそこで対話も生まれるのだろう、という考えがずっとあったのです。

はじめは子どもたちが学校に通うためのツールとして生まれたので、学校のクラス委員などでOriHimeでもできるものって何だろうと考えていたのが、こうして「社会に出て仕事をする」という方向に発展しました。当初は接客というよりも秘書のような、もう少しテレワーク的な方向で想像されやすいものをイメージしていたのですが、今はカフェ運営という形をとりながら本来の目的に向かっているなと思っています。もちろんこれが全てではないですが。

宮川　ご著書などを読むと、技術面を支えるさまざまなテクノロジーの開発など、試行錯誤を重ね続けてきて失敗のほうが多いくらいだと述べられています。開発の選択肢を模索する中でソフトウェアである人工知能（ＡＩ）よりもマシンであるロボットを選ばれた理由はありますか？

吉藤　高専時代は人工知能に取り組んでいました。当時私は孤独だったので、自分を必要としてくれる人がいないのなら、自分にとって都合の良い友だちを開発したほうが早いだろうという発想でしたが、でもそれはやっぱり違うなと思ったのです。私は子どもの頃から折り紙が好きだったので、あるとき折ったものを人にあげてみたら「ありがとう」と言ってもらえたのです。そうすると自分も誰かに何かしてもらったときに「ありがとう」を返すことができるようになって。でも、これって経済と同じで何もしなければ「ありがとう」も枯渇するのです。出ていくばかりでゼロを下回り借金になってくると、「ありがとう」が返せなくなり、「すみません」や「ごめんなさい」に変わっていくのです。

それならいっそのこと、人と関わらないで生きていこうかとも考えたのですが、でも一方では折り紙を折って人にプレゼントをするとうれしいと思える自分もいて、「やっぱりそっちだよな」と思ったのです。ただ人工知能と会話してバーチャルの中で生きていく未来というのはまだ人類には早すぎるだろうと判断し、実社会の営みに参加していく方向に目を向けました。そうすると誰かに迷惑をかけず、人に世話をされずに生きていくことはほぼできません。だから「自分もそこにいていい」と思えるものをつくらないとな、と考えたのです。

そういうものというのはつまり、社会参加の福祉機器をつくることなのだという捉え方がずっとあったので、利用者が自分で何もしなくてもよくなる技術ではなく、自発的に何かをしたいと思ったときに、例えば人にお返しをしたいのにそれができないのなら、その障壁を取り除く技術をつくろうと思いました。あともう一つは、誰かが諦めかけていたことを「それ面白そう」「やってみたい」「俺もできるかもしれない」って思わせることができる技術に関心がありました。

宮川　当初から「分身」という概念をイメージされていたのでしょうか。

吉藤　それはもともと、私の体が弱かったことから始まっています。小学生・中学生のときに不登校になり引きこもったりもしました。入院中は、もう一つ体があったら学校のロッカーに置いておいて意識を飛ばして瞬間移動し、ガチャッとロッカーを開けたら学校に行けるなんて妄想を抱いたりしていましたから。

「そこに存在すること」の共通認識を生み出す

宮川　最初はパートナーになるロボットを思考されていたのが、自身の拡張としての分身へとスイッチを切り替えられたのですね。行為者として社会に関わっていくためにはやはり物質的な存在であることが非常に重要で、さらにDAWNのような環境づくりにもつながったと。

OriHimeの使われ方を見ていると、何かそこに愛着のような気配も感じるのです。だとすると自己の分身だけでなく、そこに第三者的な他者性、もっと言えばやはりパートナーや伴侶としてのロボットとしての二重の存在があるようにも思えます。パイロットの方たちはOriHimeそのものをどんなふうに認知されているのでしょうか。

吉藤　引きこもっていた頃にはオンラインゲームなどをやっていました。それは今でいうメタバース的な概念で、目的を定め数人でパーティを組み、ある人は遠距離攻撃をするけれど、私は回復役を担当するといった役割がある世界です。そこでは仲間に迷惑をかけないとか、目標達成のためにみんなで徹夜して寝不足になりながら頑張ったり、ギルド的な場所で仲間たちと雑談をして楽しんだりしながら関係性が育まれていくのです。

あの時、自分の体はパソコンの前にいたのですが、意識としては間違いなくみんなと一緒に冒険をしていた記憶が思い出として残っています。オフ会などはなかったのでそこで関係性は終わってしまってはいるのだけど、そこで友だちをつくることもできていたから、自分は間違いなく「そこにいた」のですよね。

あとVRも大好きなので、よくそれで遊んだりもするし、メタバースの行方にももちろん高い関心はあるのですが、これから生まれてくる子どもたちはどうなるかわからないけれど、少なくとも今の我々は物質的な世界で生きてきた年月が長い人類ですよね。思い出のある故郷へ帰りたい気持ちや、お墓参りに行くこと、結婚式に参列することに特別な価値を感じている以上は、誰かと一緒に参加できるリアルな体験が必要なのです。

だから、「障害を持っていて体が動かないのだからVRの世界にいればいいじゃないか」と考えてしまうのではなく、リアルの世界にいかにしてつないでいくかが重要だと思うのです。例えばALSなど難病を持つ方々のほとんどは一日中パソコンの前にいるので、デジタル世界の住民だと言っても過言ではないのですよ。体は動かないけれどずっとSNS上にいたりするわけで。

そうした人々の生活に普段から触れていると、リアルの住民がデジタルに入って行くためのプロセスをつくるのではなく、逆にデジタル世界がメインとなっている人がリアルに顕現してくるためのアバターが必要だと思うのです。

実際にパイロットのご本人たちが分身のことをどう感じているのかについてはいろんな見方があるのですが、私はおそらくOriHimeそのものにはキャラクター性などは感じていないと思っていて、なるべくそのようにデザインしてきたつもりなのです。例えばマイカーや使い慣れた車いすに対し親しみを込めて「こいつ」なんて呼んだり、まるで相棒のようにバイクに乗っていたりする人もいますよね。でも、それらはロボットと違っていきなりしゃべり始めたりしないのです。

これはパイロット以外の視点ですが、もしかわいいキャラクターのロボットが目の前にあって、話しかけたときにお父さんの声がしたら気持ちが悪いじゃないですか。だから外見的な印象を与える情報はなるべく少なめでむしろ物足りないくらいにしつつ、わずかにかわいさと不気味さをうまく入れておくことで、あえて第一印象を持ちにくいものにする。すると人間は、はっきりしない状態に対し何かしら決めたくなるものなので、そのロボットから人の声が聞こえた瞬間にイメージが定着するのです。

人工知能に取り組んでいた頃、「これ」がまさに「こいつ」になる瞬間っていうのは何だろうと、その条件を書き出したことがありました。例えば名前をつける行為によって特別な関係性が生まれるとか、「こいつは昔私が本を出版したときに、五〇〇冊サインをしたペンなんだよね」といった思い出が残っている場合だとか。

そのうえで、我々が何かに対して「命が宿っている」ことをどのように認識しているのかを考えると、つまり自らが「それに命が宿っている」と認識するからなのです。それはある種の錯覚性と言ってしまってもいいものです。だから逆に言えば、もし「それ」に意識が存在していたとしても我々が「それ」を認識できない限りは、酷い扱いをしてしまうことになる。この見方を応用し、今までそこにいることができなかった人を、いると錯覚させて「ここにいる」という認識を社会共通にできれば、実際にいることと同じだと言っても過言ではないと思うのです。

宮川 ロボットが人としてそこに存在することは、個々人のレベルではある種「錯覚」ですが、それが社会に広がることで共通の「了解」になっていくということですね。

「ボディシェアリング」で関係人口を増やす

吉藤 その人がそこにいることって、面白いですよね。今の人工知能は命をつくることに成功していませんが、ずっと昔からアニメの世界ではありありと命が描かれているじゃないですか。演劇もそうです。役者さんが役になり切る一瞬って命を宿していますよね。誰かが創造した人格がそこに降りてきて、観ている人が感動を覚えているわけで、アニメに声を当てたりするのもそうだけど、機械を介さなくても生身の人間が媒介になって「命を宿す」ことができるのです。

だから私は、本質的にはロボットを用いる必要は全くないと思っているのです。コロナ禍以前はZoomを使って講演するようなことが今ほどできなくて、体調不良で会場に行けずドタキャンしてしまうこともあったのですが、それではまずいだろうと考えて研究所でインターンシップをする学生にOriHimeを持たせて出張していたのです。私はこれを鞄持ちならぬ「社長持ち」と呼んでいるのですが、学生にしてみれば会社のお金で北海道まで行って現地の人と名刺交換したり美味しいものが食べられたりと、良い経験ができるので本人たちは結構喜んでいました。

でもこれだって別にOriHimeじゃなくていいのではないでしょうか。吉藤オリィは「黒い白衣」を着ている若干髪が長いアバターだから、誰かが髪を伸ばして同じ衣装を着ればそれはつまり吉藤なのではないか。吉藤健太朗の私が演じる吉藤オリィというキャラクターをまとった別の人がそこにいて、その人が直接講演してしまったらまた違うことになるけれど、横に置いたスピーカーとマイクを通じて私がしゃべる動きをトレースすれば、そこには実質的に吉藤オリィがいることになるかもしれません。

宮川　人力OriHimeですね。

吉藤　そう。これは「社長持ち」の次に思いついた「アルバイトイタコ」という考え方なのですが。

宮川　そこでもやはりホログラムのようなものを利用するのではなく、何かしらの実態が介在することが大事なのですね。

吉藤　コロナの時代になって変わったところもありますが、とくに当時はまだ講演を聴く人の側にそうした価値観が強かったですね。私が体調を崩したときに「吉藤さんの講演会はオンラインではだめです。本人が来てください」と言われ、OriHimeを持って行ってもらい遠隔で講演したところ、「ご本人が来なかったので講演料は七割でいいですか」と言われました。「俺の体の価値は三割か……」と思ったのですけど(笑)。

果たしてお客さんは一体何を観に来てくれているのでしょう。吉藤と同じ空気を吸うことにどれくらいの価値があるのか。私自身はそうしたライブ性が結構好きなのですが、そこにはもう一つ大事な意味があって、OriHimeは機械なのですよね。でもイタコのアルバイトの場合はそこへ行く道中に見たり聞いたりすること、講演で私がしゃべっていること、会場から質問されること、それに合わせた自分自身の行動などが経験として残るのです。その人が普段行けないところへ行き、できない体験をすることができるかもしれません。

宮川　そこにも「移動」「対話」「役割」という目標への思いが込められていそうです。吉藤さんは身体障害を持つ人のボディシェアリングについて述べられていたこともありますね。一人の人間でできる経験をより多くの人でシェアしていくという、そうした考え方につながるお話です。

吉藤　そうですね。「人生を変えるのは出会いと憧れである」というのが私の持論なのですが、人が引きこもっていたりとか、もうだめだと思ったりしたときでも、何かに対して憧れを持つことができれば「何かしたい」っていう気持ちを呼び起こせるし、新しい人と出会うことで、そこにその人がいて自分もそこにいたという邂逅が生まれる。振り返ってもしその邂逅が発生していなかったとしたら、少なくとも今の自分ではなかったわけですよね。そう考えると情報よりも「いること」のほうにこそ価値があると、人類は気付き始めているのかもしれません。

だからメタバースなのですよね。情報にではなくて「いること」に価値を置き、それを伝達したいと思ったら、今はまだ誰かに手を持って案内をしてもらわなければいけません。例えば入院している人がOriHimeで外出するときにも、誰かに毎回「ここに行きたい」とお願いして持ち出してもらう必要があるから、それだけでちょっと申し訳ない気持ちにもなる。

でも、例えば持って出てくれる人が目の不自由な人だったら、自分の足で出歩けない人と融合することで、お互いにできなかったことができるようになります。これは単に双方で不足するものをフォローし合う関係が生まれるだけなのではなく、それぞれが外の世界で出会う人々との関係人口を大きく増やすことになるわけです。

宮川　関係人口という言葉は地域活性化の文脈で使われることが多いですが、そこには「地域」を単なる場所ではなく、訪れる人や想いを寄せる人を含めた広がりとして考えるという含意があります。例えば「吉藤オリィ」をオープンソース化することで新しいマッチング、新しい関係性のコミュニティが広がっていくということなのですね。

「自分でできること」という究極のアート

宮川　今のお話と関連してとても感銘を受けたのが、ALS患者でOriHimeの利用者だった榊浩行さんが、視線入力だけで描かれた絵画のすばらしさです。あれはディスプレイのドットを使った点描ですよね。その作品を見て思ったことは、技術的なことだけを考えると、将来的には人が目にしたり頭の中で思い浮かべたりした映像を、そのままモニター上で精細に表示することだってできるようになるでしょう。でもあの絵にはあくまで榊さん自身による行為が強く反映されていますよね。つまり「手作業」としての技術や芸術性によってあの作品が成立しているのです。

吉藤　あの絵には私自身めちゃくちゃ感動しました。システムを開発する時点から「これは絵も描けるんじゃないか」と思って挑戦したのですが、自分で使ってみるとすごく難しかったのですよ。これは描けたものではないなと思って一度は諦めていたのですが、彼はそれを使いこなしたのです。三六五日、何時間もずっとモニターの前で視線だけを通して世界とつながっている人は、我々が指で箸を使って当たり前にご飯をつまめるように、視線入力で細かい作業ができるように進化するのです。ある意味それは、代替手段のない人が持つポテンシャルだと私は思っているのです。

それはいろいろな障害を持つ人たちを見てきて感じていることでもあるし、究極のアートだと思うのです。難病で声を失い、指の動きを失い、寝たきりになり、最後には「閉じ込め症候群」といわれる目しか動かない状態になり、自分から何かを発信することができなくなった人が、今考えていることや見ている世界をなんとかして誰かに伝えようとする行為自体が、一つのアートなのです。

榊さんはもう亡くなってしまったのですが、いくつかの作品が私たちのオフィスやカフェに飾ってあって、彼の生き様がどのようなものだったのかを、その絵画を通して私たちは想像することができます。

宮川 以前に吉藤さんが「自分のアバターが、自分のケアをすることになる」というようなお話をされていたことがありました。そこではある種の自己拡張が起こるのだと思うのですが、そのように自分の意思で自分のケアができるということが、看護の世界にもたらすインパクトは非常に大きいのではないかと感じています。

吉藤 よく驚かれるのですが、私が小学生の頃から当たり前だと思っていることがあって、例えば右手を怪我したら自分の左手で包帯を巻いたりするじゃないですか。痒いところがあればその部位に近いほうの手で掻く。人は誰かにお願いしなくても結構やれることは多いのです。でも両手を怪我すると他者に手伝ってもらわなければできないことが増える。先ほども言ったように、そのお願いをし続けなきゃいけない状態というのが意外と大変で、精神的につらいことなのです。つい「すみません」と言って我慢してしまう。

寝たきりの患者さんたちは褥瘡のリスクがあるから体勢を変えてもらう必要があるし、布団が暑ければめくってほしいし、それらの加減もさまざまで「もうちょっと上」とか本当は言いたいけれど、これ以上はちょっとわがままずぎるよねと思ったり、カーテンの間から太陽光が差し込んでまぶしいけれど、今日はもう十回くらいいろんなお願いをして若干嫌な顔をされたから我慢したりすることが、日常的にあるのです。

そこで私たちは、視線入力によって自分の意思で腰を曲げたりして姿勢を変えられる車いすを実験的につくり、ある方に試してもらったところ、それまで家族が体位変換していた回数が三〇分に一回から一日に二～三回に減ったのです。それによって何が起こったかというと、家族との仲がよくなったのだそうです。

宮川　自分が求めるケアを自分で実施できるというのは、その人の自尊心や生きることにものすごく直結することですよね。加えて、私たちはケアというとつい身体的なことを中心に考えてしまいがちですが、「良い関係性の中にいられる」というのも大切なケアだと思います。今のお話は、身体的なケアをあえて機械にアウトソースすることで、家族が関係性という家族にしかできないケアの力を発揮できるようになるという意味で、とても本質的で大切なことだと思いました。

吉藤　OriHime以外にも今のようなアプローチなどのさまざまな実験をしていますので、今後も発表していきたいと思っています。

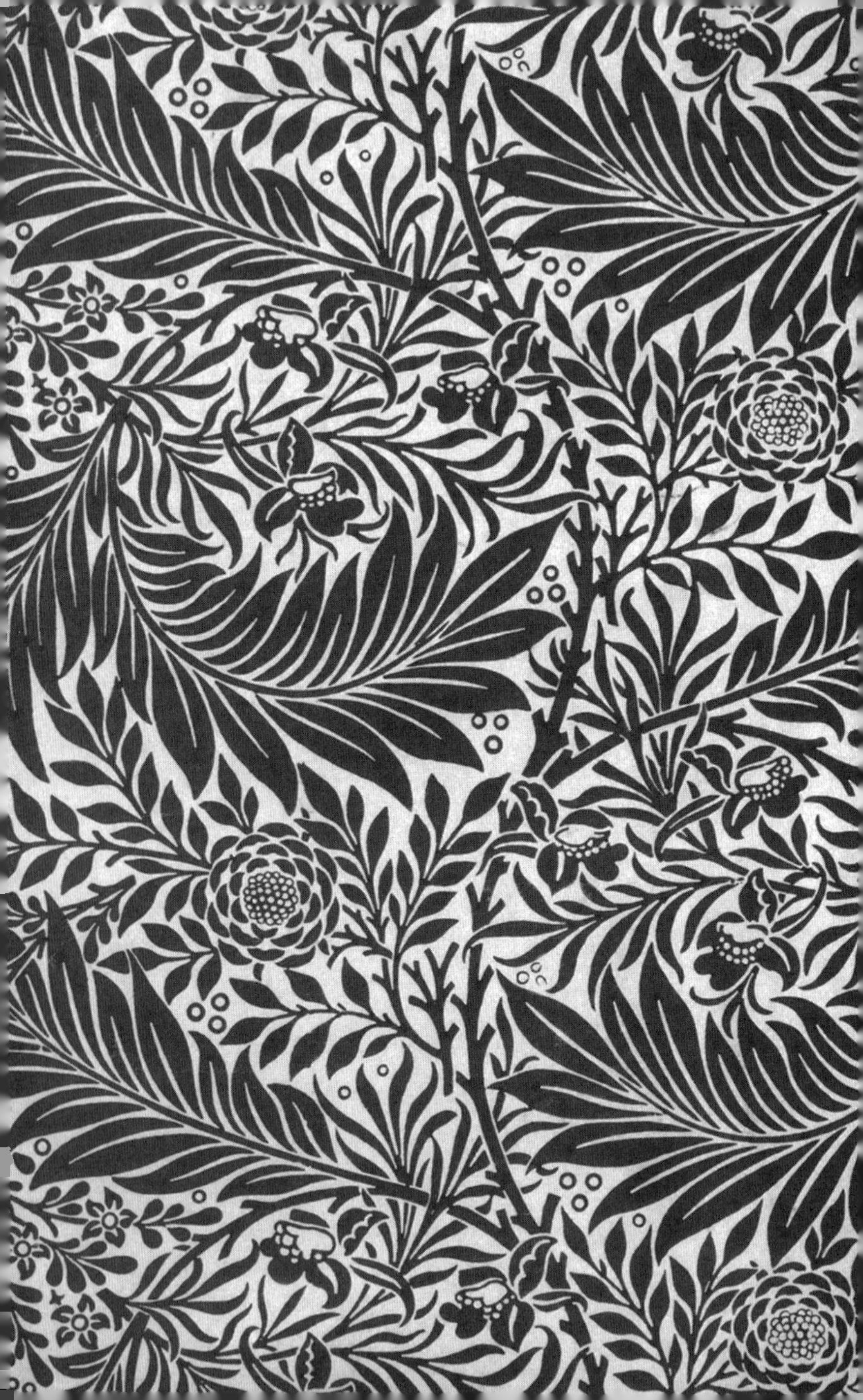

第一章　ケアの変容を促すテクノロジー

ロボットはどれくらい「人間らしく」あるべきか

熊崎博一・吉川雄一郎・石黒浩

熊崎博一　くまざき・ひろかず
長崎大学大学院医歯薬学総合研究科未来メンタルヘルス学分野教授／長崎大学病院地域連携児童思春期精神医学診療部 部長
慶應義塾大学医学部卒業。二〇二二年四月より現職。自閉症スペクトラムや発達障害、うつ障害を持つ人のメンタルヘルスにおける伝統的精神科医療と人工知能やロボットなど最新科学技術との共生に取り組む。

吉川雄一郎　よしかわ・ゆういちろう
大阪大学基礎工学研究科システム創成専攻 准教授

石黒 浩　いしぐろ・ひろし
大阪大学基礎工学研究科システム創成専攻 栄誉教授／株式会社国際電気通信基礎技術研究所 客員所長

人間の形をしたロボットには、目や手足がある人間型のロボット「ヒューマノイド」がある。またその中でも、皮膚や髪など実際の人間そっくりに造られたロボットを「アンドロイド」という。これらの先駆的研究者である石黒浩氏らは、人間型ロボットを追究していくうえで人とのインタラクションを欠かせないものと捉えている。共同研究者で医学博士の熊崎博一氏の取り組みから、メンタルヘルスを必要とする人とロボットの相互関係に注目し、その「人間らしさ」の持つ意味について考えてみたい。

メンタルヘルス分野で期待されるロボットの活躍

日本における統合失調症やうつ病などの精神科患者のうち、年間の医療機関受診者数は四〇〇万人以上で、その社会的コストは年間三〇兆円以上と試算されるなど、メンタルヘルスは大きな社会問題となっている。

メンタルが悪化する原因には、遺伝的要因と虐待やパワハラなどの環境要因が複雑に絡み合っており、それらを把握したうえで的確な治療方針を決定することは専門医でも困難を極める。正確な病態把握には相当な時間を要するという現状があるからだ。そのため、この分野における人手不足は喫緊の課題となっている。医師だけでなく看護師や心理士をはじめとする医療専門職種も同様で、タスクシフティングも難しいため、メンタルヘルス分野におけるヒューマノイドロボットの使用に注目が集まってきている。

とりわけ期待されているのが高齢者のうつ病や認知症分野、そして発達障害分野である。前者は医療において人手不足が顕著な領域であり、また高齢者側が支援者に気を遣うことから、ロボットに人の代わりを求める心理にも応えられる。一方の発達障害分野では、患者一人ひとりの支援に長時間をかけ根気よく対応するうえで機械だからこそのサポートが可能なことや、人とのコミュニケーションに興味を持ってインタラクションを交わすことが苦手な自閉スペクトラム症者では、ロボットとなら前向きにやりとりができるという傾向がみられる。

ここでは筆者らが現在まで行ってきた発達障害領域の実証研究や、世界で行われている研究を紹介し、ロボットにどのような人間らしさが求められるのか考えてみよう。

発達障害支援にヒューマノイドロボットを活用

発達障害領域ではさまざまなヒューマノイドロボットが使用されているが、その中で著者らが開発してきた外見が人間に酷似する代表格のアンドロイド（図1）と、小型の人型ロボットCommU（コミュー）（図2）の開発背景について説明する。

人に酷似した外観を持つヒューマノイドロボット（人間型ロボット）は、「アンドロイド」あるいは「アンドロイドロボット」と呼ばれる。共著者の一人である大阪大学／ATRの石黒は、二〇〇四年ごろから実在の幼児にそっくりなアンドロイドや、平均的な日本人女性の顔を持つアンドロイドのほか、実在のニュースキャスターの姿に忠実なアンドロイドなどの開発を主導し、二〇一〇年に実在する女性をモデルとした等身大・着座型のアンドロイドGeminoid-F（図1）を発表した。

Geminoid-Fは、モデル女性から得た型に特殊なシリコーンを注入し成形したウレタン製の皮膚と、これらを変形させる機構を組み合わせた外装で構成されている。リアルな人間の存在感を与えるべく、実際の皮膚の色に限りなく近づくよう着色し、触り心地も調整されている。こうした技術で外観を高度に再現するだけでなく人間らしい表情やしぐさも表出できるようになっている。近年では3D設計や3Dスキャンなどの型形成、特殊メイク、微細な動きを生成するロボット技術の発展が著しく、実在のモデルを必要とせずに人間らしい外観やしぐさを持つアンドロイドが作成できるようになっている。

Geminoid-Fは、主に上半身に四二の自由度を持つ空気圧アクチュエータ[★1]を配置した骨格構造で、圧縮空気の流量や空気圧を調整するためのセンサーとバルブも体内に備えている。別室など離れた場所に設置したエアコンプレッサー、圧縮空気を封入したエアタンクから供給される圧縮空気を空気圧アクチュエータに流入させて駆動し、バルブの開閉で量や圧力を調整することでさまざまな姿勢や動作を生成させている。

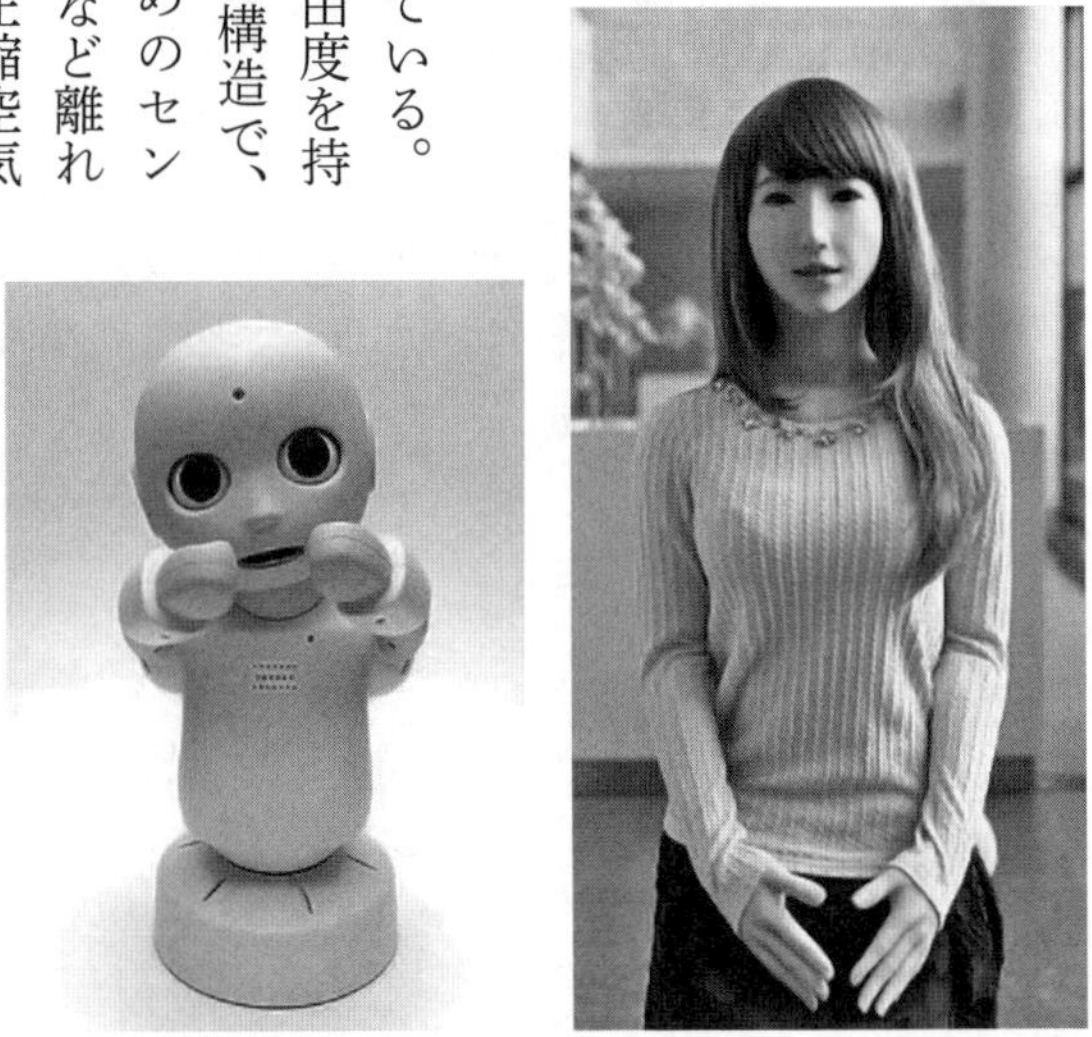

図1　ヒューマノイドロボット Geminoid-F エリカ（右）と CommU（左）。ERATO 石黒共生ヒューマンロボットインタラクションプロジェクト ホームページより。

またこの機構が静かでしなやかな全身動作を生み出すため、対面する人間に違和感を与えず安全なインタラクションを実現できる。具体的には肩などの部位を微かに自律的・周期的に変位させて、呼吸をしているような不随意的な動作をつくりだす、顔面の皮膚を変形させることで微笑みや眉を寄せる表情をつくる、首部や腰部や眼球部の関節を連動させて変位させ、おじぎ・うなずき・注視といった随意的動作を表現することで、ノンバーバルなコミュニケーションを含んだ対話が可能になっている。

人間らしい対話を追究するCommU

一方、CommUは二〇一五年一月に「JST ERATO石黒共生ヒューマンロボットインタラクション」のプロジェクトにおいて、大阪大学大学院基礎工学研究科とヴイストン株式会社によって共同開発された。複数の卓上型（身長約三〇センチメートル・体重約一キログラム）ヒューマノイドロボット同士の対話を通して、誰が誰に話しかけているかをわかりやすく表現できるよう設計されており、高度な対話感（対話に参加しているという感覚）の実現を目指している。

例えばCommUには、視線表現のジェスチャーに用いる左右の眼球・首・腰といった部位の動きに豊富な自由度を持たせているほか、開閉できる口部を備えているため発話状態を表

★1 空気圧エネルギーを物理的な運動（直線運動・回転運動・揺動運動）に変換する機構のこと。

現できる。合計一四個の電動サーボモータを配置し、台座（腰）部分に格納された小型コンピュータから信号を送ることで体を動かす。具体的には、腰に左右回転と前後屈、両肩に上下回転と左右傾げ、首に左右回転と前後屈と左右傾げ、眼球に左目および右目の左右回転と両目の上下回転、瞼と口の開閉という一四種類の自由度が配置されており、これらを駆使して、うなずき・おじぎ・まばたき・注視といった対話中の身体動作を生成できる。

また胸部の内蔵スピーカーからは、マイクデバイスで録音した音声や音声合成ソフトウェア（TTS：テキスト・トゥ・スピーチともいう）の音声を再生することもできる。筆者らのグループでは、株式会社エーアイ製の「AI Talk」、Hoya社の「Voice Text」といった市販のソフトウェアをシステムに組み込んでおり、声色や言語（日本語、英語、中国語など）を指定して文字列を指定するだけで再生できるようにしている。また上述のアンドロイドの技術を利用し、音声再生に合わせて口の自由度の開閉をさせることで、胸のスピーカーから出ている音声がCommUの口から発せられたかのような「腹話術師効果」を感じさせることができる。

さらにCommUの頭頂部には、三つの小型マイクロホンアレイが内蔵されており、これらで音源分離処理を行ってロボットの発話音や身体動作時のモーター音を取り除き、正面にいる人の声のみを集音できる。その音声は音声認識ソフトウェアで文字列化し、人の発話理解に利用される。筆者らのシステムでは「Google Speech-to-Text」などのクラウドサービスから高精度に音声認識結果を取得して自律応答の生成に活用している。またCommUの額部分の小さな穴に小型カメラが内蔵されており、人の顔や表情の検出・認識に利用したり、ネットワーク経由で接続する外部端末からアクセスし、別室からの遠隔操作や自律応答のためのシーン分析を行う際の情報処理に利用したりできる。

CommUの台座（腰）部には、マイクロソフト社製の小型コンピュータ「Edison」が内蔵されているが、市販ラップトップPCの処理能力よりも非力なため、身体自由度の制御や頭部のカメラ映像・マイク音声の取得、スピーカー制御のためのサーバープログラムといったロボットの基本機能のみを処理させて、そこから得たセンサ情報の認識処理やロボットをどのように動作させるかを決定する司令塔部分の処理は、ネットワーク経由で接続された外部端末で実行している。

CommUは、対話における人間らしい表現を生成する能力を持ちながら、アンドロイドに比べ小型であり、安価に製造できる特長を活かして、後述する発達障害者支援以外の場面でも人間の生活空間に導入し、ロボットによる対話サービスを実現することが期待される。実際にレストラン、ホテル、私立高校の教室、高齢者施設、商業施設、娯楽施設といったさまざまな空間にロボットを導入する実証実験が進められており、CommU同士を連携させて人と対話できる特長を活かし、日本科学未来館に三カ月間設置して一万人規模の来場者に対話を提供したり、高齢者施設では半数以上の利用者と三〇分ものあいだ対話を継続させたりすることに成功するなど、実世界でも破綻の少ない音声対話を実現している。

自閉症スペクトラムとヒューマノイドロボットの親和性

自閉症スペクトラム（Autism Spectrum Disorder：ASD）は、社会的コミュニケーションや社会的相互作用に障害があり、反復的な行動・興味・活動のパターンを特徴とする神経発達障害である。そもそも対人場面が苦手なASD者には、「人間でないこと」がロボットのアドバンテージとなる。またASD者は複雑な情報処理が苦手なため、人間と比べシンプルな外見、情動が伴わないロボットの視線には概念化の必要がない、人と違って苦もなく同じ動きを繰り返せる（ASD者は変化への対応が苦手）、動きに制限がある、声のトーン・語り調子の調整が可能（ASD者は聴覚過敏を認める例が多い）といったことが高い親和性の根拠になり得る。

ロボットの活躍が期待できる場面は多様である。例えば現在のロボット技術でも十分に役立つ場面の一つに就職面接練習が挙げられる。とくに障害者の就職面接は難易度が上がっており、各支援センターでは面接練習のサポートが行われているが、人と向き合うことが苦手なASD者にとって人間相手の練習は敷居が高い。また気を遣いすぎる傾向が強い人も多いため、支援者に何度もお願いすることをためらってしまう。また、支援者のほうもASD者の支援に根気よく付き合っていくことは容易ではない。

アンドロイド型ロボットは外見が人間に酷似しているが、それでも機械であるため予測可能性や再現性は保持されている。この加減によってASD者は「人に似たロボット」で学んだことを人とのコミュニケーションに汎化できるメリットもある。代表的なアンドロイドロボット「A-Lab Android ST」（図3）を用いた就職面接練習では、疲れることなく練習に付き合ってくれるロボットの長所が大きく生かされている。

療育にもロボットは有効な可能性が高い。ASD者は共同注視[★2]が苦手なことが一因で言葉の発達が遅れていることが示唆されているが、我々はCommUを用いてこの共同注視の訓練を行った。その結果ASD者はCommUとインタラクションを交わすことで、人への共同注視が改善することが示された。その外にもロボットがASD児の療育に役立つことが世界各地の知見で明らかになってきている。

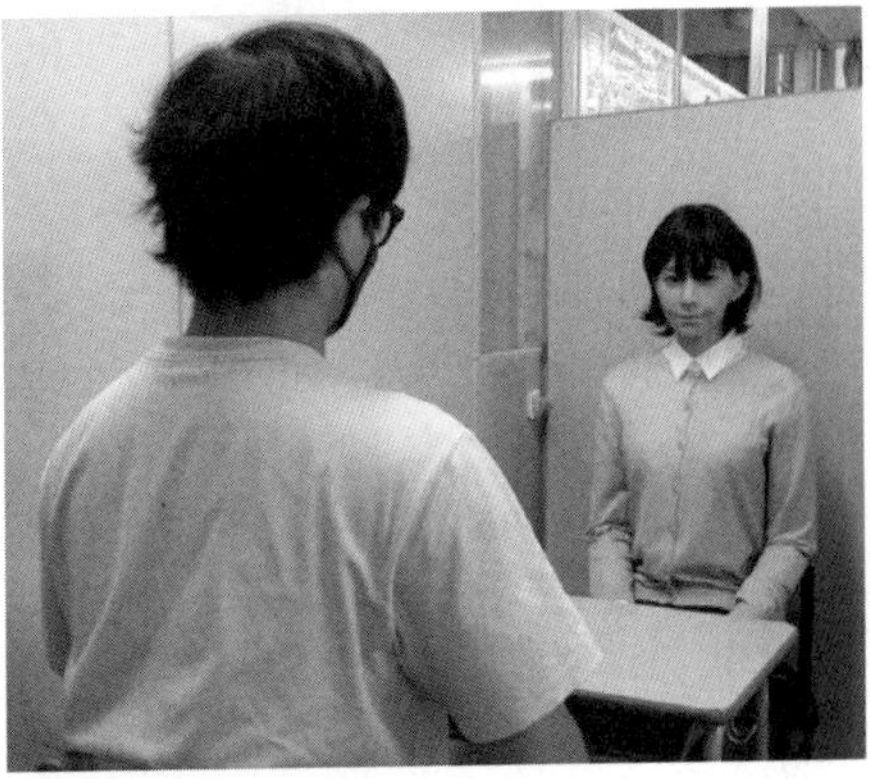

図3 A-Lab Android STとの面接場面（筆者提供）

★2 他者の注意の所在を理解しその対象に対する他者の態度を共有することや、自分の注意の所在を他者に理解させその対象に対する自分の態度を他者に共有してもらう行動を指す。

ヒトよりもシンプルなほうがいい

ＡＳＤ児にロボットを用いた支援では、その外見が子どもたちに与える影響は大きい。複雑な情報処理を苦手とするＡＳＤ児は、見た目がシンプルでメカニカルなロボットを好むと従来は考えられてきた。

筆者らは、①成人女性型アンドロイドロボット、②小型のメカニカルロボット、③マスコット型ロボットの三種を用いＡＳＤ児にインタラクションを体験してもらった。複雑な情報処理が苦手なためアンドロイドを好む児は少ないと予想していたが、ＡＱ（自閉スペクトラム症の重症度）の高い群ではむしろ①のロボットを好む結果が出た。その背景として、ＡＳＤ児のとりわけ自閉症重症度が重い群では最先端の技術を好む傾向が強いこと、子どもっぽい顔を好まない傾向がみられることが影響していると考えられた。アンドロイドでも実際の人間ほどは複雑な姿を見せないため、ＡＳＤ児にとっては「ヒトよりもシンプル」なのである。

また、ＡＳＤ児の中には呼びかけの反応に乏しいケースがしばしば認められる。そこで筆者らは、①成人女性型アンドロイドロボット、②CommU、③ヒト、④バーチャルヒューマンの四つを比較して、どのエージェントが呼びかけた場合にＡＳＤ児の注意をより引きつけることができるかを調査した。

実験は、児が玩具で遊んでいる最中にそれぞれのエージェントがランダムに声をかけるという設定で行った。その結果、ASD児はCommUからの反応が、ヒトやアンドロイドからの反応よりよかった。このように、ASD児にも状況場面によって好むロボットが異なる傾向があるため、外見選択を適切に行うことが治療効果にも大きな影響を及ぼしうる。

不気味の谷

人は対象物の外見が人間に近づくと徐々に好意を有するが、ある段階で急激に強い嫌悪感が唐突に表れる。これを「不気味の谷」という。アンドロイドのように人間の姿に近いロボットは「不気味な」対象になりやすい。ASD児における不気味の谷については、複数の興味深い報告がある。

植山[▼1]は、不気味の谷効果のベイズモデルを適用したASDの感情モデルを提案した。ASD児のロボットに対する独特な情動反応から、ASDは「谷」というより「崖」のような独特の情動反応曲線を誘導すると仮定した。そこで、ロボットを用いた支援の数値シミュレーションでその効果を評価した結果、定型発達では不気味の谷に落ちる刺激であっても、ASDでは不気味の谷とならないことが示された。つまり定型発達者には「不気味」に見えるロボットも、ASD者には快適と感じ、情動反応が異なる可能性がみられた。

またフェンら[▼2]は、アニメの顔を人間の顔にモーフィング（画像を滑らかに変化させること）することで顔の見た目のリアルさを変化させ、以前から成人の不気味の谷効果を誘発する有効な方法として示されている「目」を大きくすることで、知覚の不一致を誘発させた。実験でASD児と定型発達児が、画面上に提示された二つの画像からより好きなほうを選択させる二者択一の選択課題に参加した結果、定型発達児は目の大きさの拡大や臨場感の接近によって嗜好性が低下することを見出した。一方でASD児は不気味の谷効果を示さなかった。このようにASD者には不気味の谷が存在しない可能性があり、この点からASD児にとってロボットの外見は人間に酷似することが問題にならない可能性がある。

ただし、この領域も未解決な問題を含んでいる。現在までの多くの研究は、ロボットとのただ一度のインタラクションを設定している。長期間繰り返すことで不気味の谷が変化することも予想されるため、ロボットに対して次第に不気味と感じなくなるか、反対に徐々に不気味と感じるようになる可能性も考えられる。

現在は外見がシンプルなロボットから徐々に人間に近いロボットに移行することで、ロボット訓練で獲得した能力が最終的には人間に汎化できるという発想がある。本当にそんなことが可能なのかは、検証が必要である。

〝ロボット・ネイティブ〟の時代

年齢が四〇代・五〇代の筆者らは、〝ロボット・イミグラント〟である。私たちには今まで人間が引き受けていた物事をロボットで代用するという発想を持つ傾向があるため、ロボットが人に成り代わることへの抵抗を感じがちだ。一方で、ロボットの誕生よりも後に生まれた〝ロボット・ネイティブ〟世代にとっては、ロボットがそこにあるのが当たり前の社会に生きている。つまり、例えば自閉スペクトラム症者にロボットが有効であるなら、それを使うことは当然だという立場である。

今後はこうした〝ロボット・ネイティブ〟が社会の中心を占めるようになっていくと、ロボットを「受け入れる」という考え方をはじめから持たない人々が増えていくだろう。ロボット技術が人間社会のさまざまな場面で役立つことは自明である。今後は「人間がいかにロボットと共生するか」という柔軟な発想を持つことが望まれる。

引用文献

▼1 Ueyama, Y. : A Bayesian Model of the Uncanny Valley Effect for Explaining the Effects of Therapeutic Robots in Autism Spectrum Disorder. PLoS One, 10(9) , e0138642, 2015. doi: 10.1371/journal.pone.0138642.

▼2 Feng, S., Wang, X., Wang, Q., et al. : The uncanny valley effect in typically developing children and its absence in children with autism spectrum disorders. PLoS One, 13(11) : e0206343, 2018. doi: 10.1371/journal.pone.0206343.

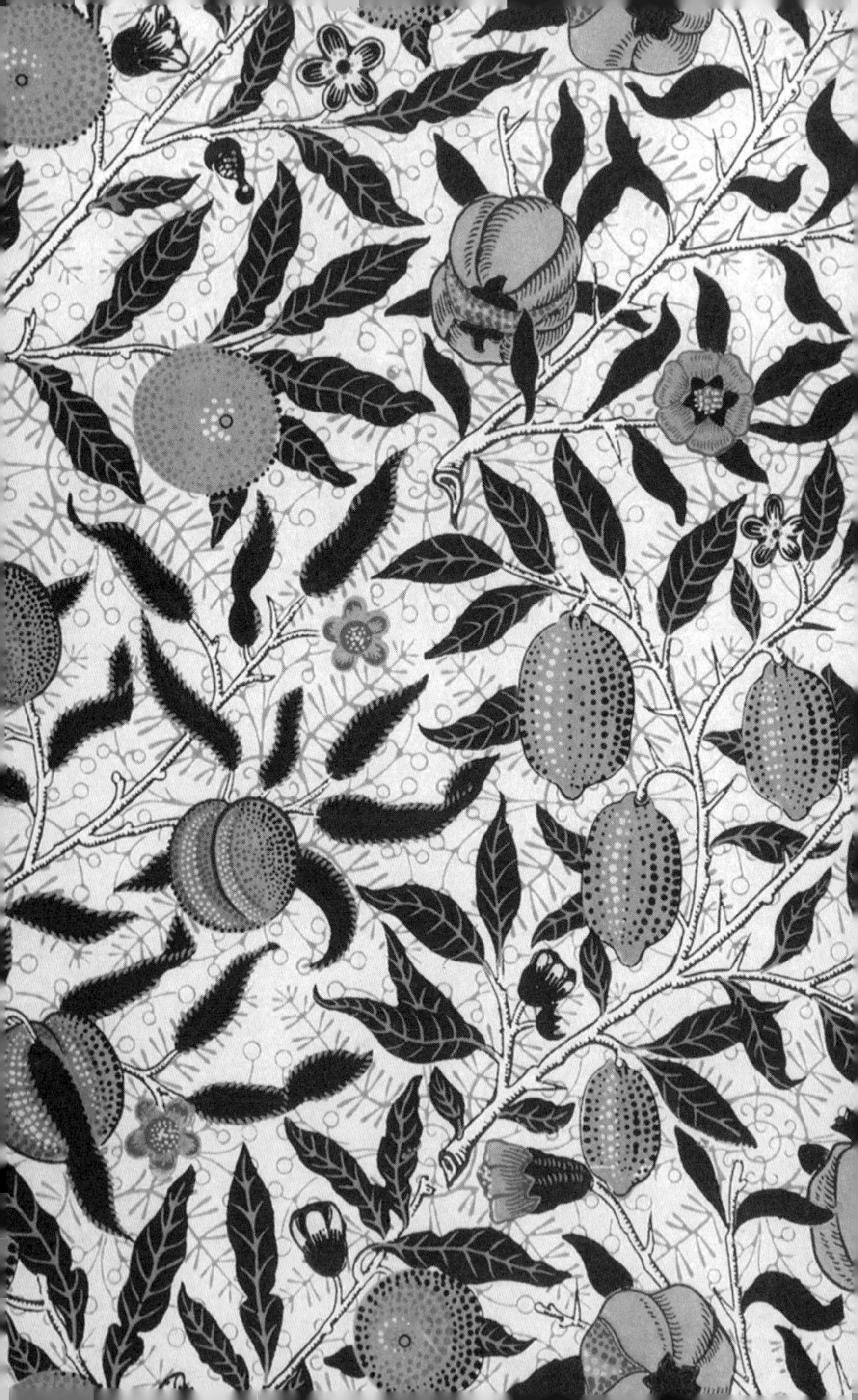

第一章　ケアの変容を促すテクノロジー

VR技術が導く、触れること・感じることの未来

青山一真

青山一真　あおやま・かずま

東京大学先端科学技術研究センター 特任講師

大阪大学大学院情報科学研究科博士後期課程修了。明治大学総合数理学部 助教、東京大学大学院情報理工学系研究科附属情報理工学教育研究センター 助教などを経て現職。専門はVR、ニューロコンピュータインタラクション、人間情報工学、ヒューマンインタフェースなど。神経刺激インタフェースの研究を通して電気味覚技術の社会実装などに取り組んでいる。神経刺激インタフェース研究委員会（NSI）委員長。共著に『トコトンやさしいVRの本』（日刊工業新聞社）がある。

VR（ヴァーチャルリアリティ）は、人間の五感を刺激することにより、あたかも実際の体験のように感じることのできる技術である。これにより、人間は身体に課されたさまざまな制限から解放されることが期待されている。ナイチンゲールが活躍した産業革命の時代に工業化が進み世界が変わったように、私たちの暮らしはいずれ、現実世界からサイバー空間を中心としたものに転換していく。そんな次世代のケアに何が起こるのか、気鋭のVR研究者、青山一真氏が考察する。

ヴァーチャルリアリティとは

ヴァーチャルリアリティ(VR:仮想現実)のことがよく知られるようになり、昨今では「メタバース」という言葉も広く認知されるようになってきている。これらを聞いて思い浮かべるのは、頭に被って使うへんてこな装置ではないだろうか。あのインパクトのある光景を目にするだけで何となくわかった気持ちになれるため、それ以上あまり興味を持たなかった人も多いと思う。改めてきちんと定義をするならば、VRとは「コンピュータのつくり出した空間の中に入り込んで、さまざまな体験をする技術」である。[1] コンピュータグラフィクス(CG)を介し、ゲームのような体験はもちろん、世界中の観光名所を巡ったり、月に行ったり、さらにはこの世界にはあり得ない景色を見たり、触ったりすることができるのである。

こうした体験にとって重要なのが、視覚や聴覚、触覚を含めた人のありとあらゆる感覚を人工的につくり出す感覚情報提示技術と、人の動きや分泌などの効果器(外界の刺激に対応した反応を引き起こす器官)をコントロールする技術である。これら人間に備わる入出力をすべてコンピュータで制御できれば、どんな体験でもつくり出すことができるのである。

一方、現実世界に少しだけヴァーチャルなものを重ね合わせる技術をAR(拡張現実)と呼ぶ。二〇一六年ごろに流行したゲーム「ポケモンGO」などがそのわかりやすい例だろう。[2] ポケモンというヴァーチャルな存在を視覚的に現実の風景上に表示するという意味で、これはまさにARなのである。このようなARを含んだ技術であるVRは、コンピュータのつくり出した世界と現実世界の境界を曖昧にする技術とも言えるだろう。現実世界から受け取る感覚を変容させることで、世界の見え方・感じ方を変えることができ、世界への働きかけを変容させることで、世界に対しても本来の意図とは異なった作用を及ぼすことができる。つまり究極的に進化したVR技術では、現実世界にいながら、現実とは全く異なる活動が体験できるようになる。例えば実際はベッド上で寝ていたとしても、ヴァーチャルな広場を駆け回ったり友人と食事をしながら談笑したりすることが可能になる。

しかしながら、現在のVR技術の水準ではこうした体験はできない。正確に言えば、非常に限定的な状況かつ低いクオリティでのみ可能であるため、大きな金銭的コストやデバイス装着などの手間をかけてまで求めるユーザはまだ少ない。一方で、特定のディスプレイシステムやコンテンツには、利用シーンなどによっては十分実用に耐えうる例が散見される。なかでもここでは、比較的新しいVR関連技術である神経刺激インタフェースに焦点を当て、VR全体がもたらす医療ケアの未来について論じてみたい。

神経刺激インタフェースとは

神経刺激インタフェースは、電気や磁気、温熱、圧力、振動などさまざまな物理現象で人の神経系に働きかけて、種々の感覚をつくり出したり、筋肉を動かしたり、唾液腺などの分泌腺の働きをアクチュエートすることのできるインタフェース（人と機械などをつなぐ装置・システム）である。

神経刺激は神経科学やリハビリテーションを含む多様な領域で利用されているため、医療分野の人には治療法や診断法としていくつか馴染みがあるかもしれない。それらの技術がVR分野に持ち込まれたり、反対にVRなどの分野で新たな神経刺激が発明されたりしながら、感覚提示・運動誘発・分泌促進を目的とした神経刺激インタフェースの開発が進んでいる。なかでも神経刺激手法として最も多い物理刺激は電気刺激を利用するものである。針などを身体に刺入して電流を流す侵襲型と、経皮電気刺激と呼ばれる皮膚表面にゲルや皿などの電極を設置して電気刺激を行う非侵襲型があるが、VRでは身体への安全性を考慮して、もっぱら後者が利用される。

これまで、VRなどでは本来感覚器が受容する物理現象、例えば視覚なら光、聴覚なら音などを発生させて人に感じさせる感覚提示技術が数多く開発されてきた。冒頭で触れた「頭に被って使う装置」も、光を発生させる視覚ディスプレイである。VRには触覚を発生させるロボットアームのような装置や、味覚を発生させるための噴霧器のついた装置などが多数研究されているが、これらに比べ神経刺激インタフェースは、はるかに小型・軽量・安価であり、ベッド上や狭い部屋の中など、場所を選ばず気が向けばいつでも使え、かつ手軽に入手できるようにすることができる（図1）。

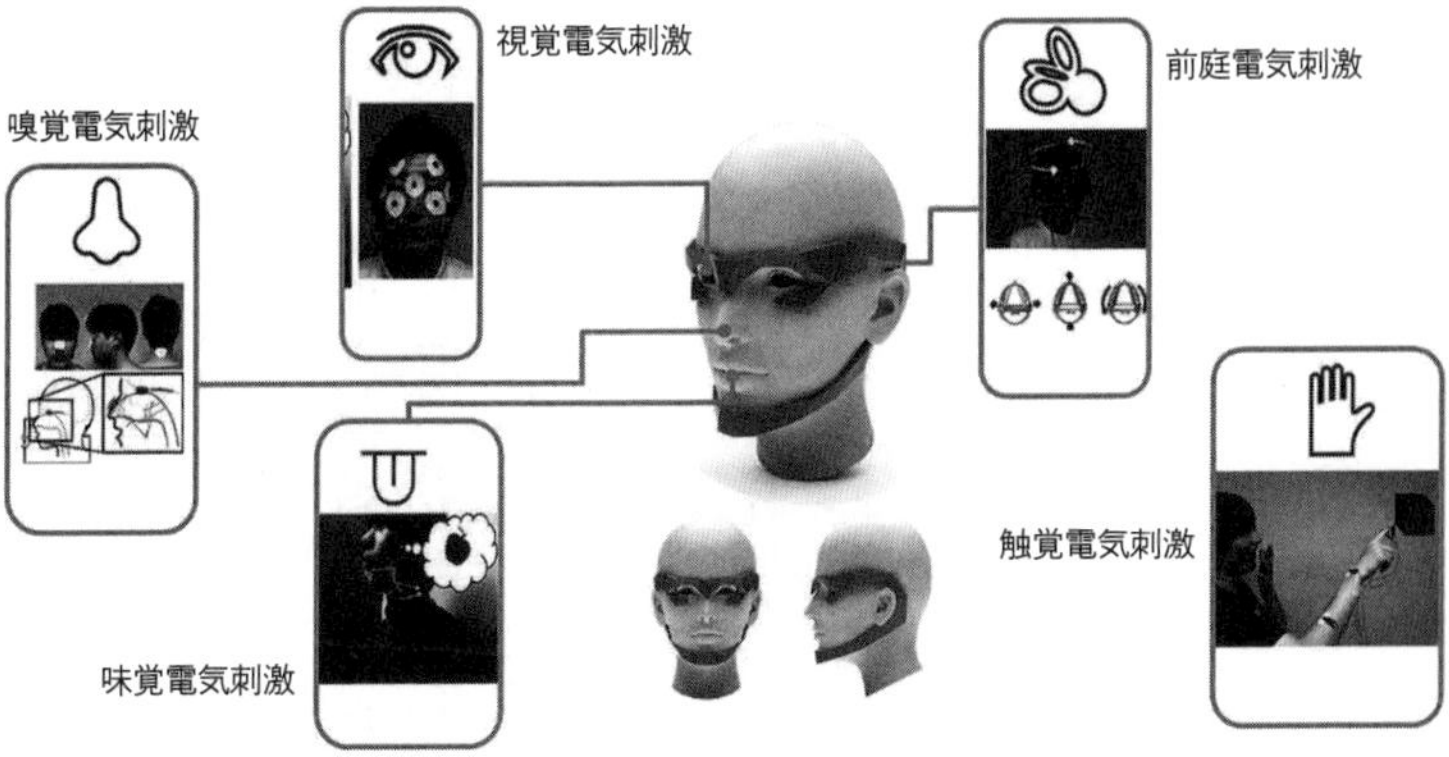

図1　神経刺激インタフェースの概略図

VRなどに利用されている経皮電気刺激には、前庭感覚、触覚、味覚、鼻腔内化学感覚、視覚を提示するもの、筋収縮を引き起こすもの、唾液分泌を促進するものなどがある。以下にこれらの効果の一部を解説しながら、比較的近い未来に実現が可能な応用例を考えてみたい。

前庭電気刺激

電車に乗っているときに、目を閉じていてもどの方向に発車したかが何となくわかるという経験をしたことはないだろうか。私たちの頭部には、重力を含めた加速度や回転速度方向を検知するための神経組織である前庭感覚器が備わっている。これらは、「耳石器」や「三半規管」という名称のほうが耳慣れているかもしれない。前庭電気刺激とは、両耳の後ろに設置した電極の間に微弱な電流を流すことで、耳の奥にある前庭感覚の神経系を刺激し、存在しないはずのヴァーチャルな前庭感覚を電気でつくり出す技術である。この技術は前庭系の異常を診断するツールとして医学分野で利用され始めており、近年は高齢者や患者のリハビリテーションなどで再注目されている。[3]

VR領域では、現実世界では動いていないにもかかわらず「動いた」感覚を得るための感覚提示技術として利用するため、左右や前後、回転、上下などさまざまな方向に感覚を生じさせる多極前庭電気刺激が開発されている。[4] この手法は、狭い部屋の中で広大なVR空間を移動する感覚をつくり出す可能性を秘めているのである。

味覚電気刺激

口腔内に電極を設置して味覚の神経系を電気で刺激すると、金属味や電気味と呼ばれるアルミホイルを噛んだ時のような味がする。これは医療などの分野では電気味覚計と呼ばれる検査機器にも用いられている。VR分野の研究では味の感じ方を変化させる技術として、顎と首の後ろに電極を貼り付けて電気刺激を行うことで、口腔内に含んだ食塩水の呈する味が最大で三倍程度（一パーセント食塩水が三パーセント程度として感じられる）増強される技術が開発されている。[5] つまり、口の中に装置を入れることなく味の感じ方を変化させることができるのである。

この味覚電気刺激は、化学物質の追加・添加なしに食品の味を増強できるため、減塩などの食事制限が必要な人を支援する技術としての利用が期待されている。まさに「味のAR

技術」ともいえるだろう。

触覚電気刺激

物に触れたときに感じる「触覚」には、圧力を感じる圧覚と、高い周波数と低い周波数の振動を感じる振動感覚（高／低周波振動覚）がある。VRの研究分野では触覚を電気によってつくり出す手法の研究が盛んであり、さまざまな感覚提示技術が開発されている。電極の極性（プラス・マイナス）と電極同士の距離によって、圧覚、低周波振動覚、高周波振動覚を提示したり、電極を平面上に多数配置して電流を流す電極の組み合わせを制御することで、形状を感じさせたりすることもできる。これらは電極を貼りつけた位置に電流が流れることにより、その部位で触覚が得られる技術である。[6]

これに対し、最近では腕に電気刺激を与えながら手に触覚を提示する技術が研究対象として注目されている。〝ファニーボーン〟をご存じだろうか？ 肘を曲げたときに、前腕と上腕の境目の線をそのまま伸ばした先（肘先の上腕骨内側部分）に位置する骨である。この部位をペンなどで軽く叩くと手の小指のあたりに振動覚が発生する。これは骨の周辺に尺骨神経と呼ばれる手の小指側の感覚を支配する大きな神経が走行しているために起こる現象である。

さらに、尺骨神経と対になる親指側を支配する神経が正中神経であり、この二つを経皮電気刺激によって刺激すると掌に触覚を提示することができる。[7] つまり手に電極を設置せずとも触覚が得られるのである。これをVRに応用すれば、例えば現実空間で手に取ったペットボトルの手触りに他の触覚を重ねることが可能になり、つるつるしたペットボトルの表面が急にざらざらと感じたり、ボトルが空でも何かが入っているような感覚をつくりだしたりすることができる可能性がある。

筋電気刺激

筋電気刺激は、筋肉とそこに接続される遠心性神経に電流を印加（信号を送ったり電圧を加えたりすること）し、筋収縮とそれに伴う運動を誘発する手法である。医療分野でもリハビリテーションなどの目的で利用されているが、VRの分野でもこの技術を利用したシステムは比較的多い。腹筋や表情筋などを電気刺激によって収縮させることで疲労回復や痩身効果を狙った商品が販売されているのはご存じだろう。筋電気刺激は電極を設置した直下の筋の収縮が可能であるため、腕に多数の電極を設置し、刺激電極の選択に機械学習などを組み合わせることで、コンピュータによる自在な手の動きを再現するシステムの研究がなされている。[8]この手法は人の全身の運動をコンピュータで制御できる可能性を持っているのである。

唾液分泌を促進する電気刺激

筋と並んで、人が世界に働きかける器官に唾液腺や涙腺などの分泌腺がある。昨今はVR領域においても唾液腺への電気刺激によって唾液分泌を約一・五倍程度促進させる刺激手法が開発されている。[9]食品の湿度の感じ方を変化させる技術として期待されており、例えばパサパサとしたパンをしっとりと感じさせて食事の体験を向上させることができると考えられている。この研究は唾液などの分泌腺の働きをコンピュータが自在に制御できる可能性を示しているのである。

＊

以上のように、神経を安全性の高い経皮電気で刺激することによって、さまざまな感覚をつくり出したり強めたりする技術や、人間の運動や分泌を促進する技術の研究が進んでいる。これらはＶＲへの応用を目的とするものがほとんどであるが、医療や福祉などの分野に利活用されている事例や、応用の可能性を秘めているものも多々存在する。次にそれらを紹介していこう。

気づかぬうちの予防・回復・介助

上述の神経刺激インタフェースとその応用事例から、読者諸氏には神経刺激のもたらす医療と看護の新しい可能性が見えてきたのではないだろうか。それらはある程度の確度で実現する未来の形である。ここではより発展的に、筆者の考える「さらにその先の未来」を考察してみたい。

医療の分野では、病や障害を持つ人に治療や看護を提供するだけでなく、病気にならないための予防を実施してもらうことの重要性が叫ばれている。しかし健康を維持していくための身体管理は決して容易とは言えず、うまくいかない理由は多々あるだろう。その一つとして挙げられるのは継続的な努力の必要性である。多忙で物質的な誘惑の多い現代人にとって、毎日の運動や適切な量と質の食事、十分な睡眠などを維持し続けることは多難である。そうした「継続」の難しさは、慢性疾患を持つ患者の生活においてもいえることである。神経刺激インタフェースは将来これらの困難さを解決しうる可能性を秘めている。

味覚電気刺激がもたらす食生活の改善

味をつくり出したり、感じている味を強めたりする効果がある味覚電気刺激は、慢性疾患の対処療法や予防に必要な食事制限でとくに重要な意味を持つ。食事制限の継続にかかるストレスは、患者はもちろんそれを支える医療従事者にも大きなものだろう。しかし、もし減塩食でも十分に美味しさを味わえるとしたら、両者が必要とする努力ははるかに小さくて済むはずである。味覚電気刺激によって、健康食のままで患者好みに合わせた味付けができることが持つ意味は大きい。

効果器への電気刺激による誤嚥リスクの予防

さまざまな理由から流動食を主たる食事としている患者もいる。症状にもよるがこうした人の場合には、飲み込む力や噛む力が弱くなっていることが多い。また流動食は食事の際の触感が単調で味の濃さも均一なためにおいしさが犠牲になり、日々の生活の質を低下させる要因になる。そのような患者が誤嚥やそれに伴う肺炎のリスクを予防しながら、普通食が食べられるようにできる可能性を持つ技術が、筋電気刺激と唾液腺電気刺激である。

誤嚥や肺炎を予防するには、適切な咀嚼と唾液分泌によって食塊を形成する必要がある。コンピュータ制御によってこの一連の食事に伴う随意・不随意を含めた運動と分泌を適切に自動化できれば、安全に食事をすることが可能だ。これは患者自身だけでなく、医療従事者の食事介助に伴うリスクも低減させる。

筋電気刺激による身体の自動制御

筋電気刺激は電気刺激によって筋収縮を誘発し、それに伴う運動を生起させる。すでに一部では商品レベルで実装されている技術だが、この装置を装着してさえいれば、体が勝手に運動を実施してくれるので運動不足を解消できる。現状の装置では筋力トレーニングのように単純な筋収縮を得られることが主な効果だが、歩行や作業など、手続き的な動作を体が自動でこなせるようになれば、リハビリテーションのほか、肛門括約筋を外部からコントロールして排泄を促したり、発声に関わる筋の制御で発話を支援したり、ひいては看護や医療に求められる正確な動作が人の体を使って自動で実行できる。何より患者は、自分で身体を動かすことに集中する負担が軽減できれば、その分好きなことに時間を使えるようになるのだ。

とくに昨今ではメタバースと呼ばれるネットワークへの注目が高まり、多人数に開かれたVR空間に対する社会の期待が大きい。ここでは、ネットワーク技術とVR技術がもたらす未来のケアの姿について語ってみたい。

空間を超え、世界を超え、そして死と時間を乗り越える

空間を超えるケア

VR技術にはカメラなどのさまざまなセンサーを通して、遠隔地にいる人があたかもすぐ隣にいるかのような体験をもたらすTelexistanceやTelepresenceなどの技術がある。従来はテレワークのように、遠隔地からロボットを制御するためのシステムとして利用が見込まれてきたが、昨今では在宅患者の診察や処置をネットワーク越しに行う、遠隔医療での発展が期待されるようになってきた。通院しなくてよいため患者の身体への負担が小さく、コロナ禍における感染症などのリスクも抑えられるとともに、医療従事者も訪問に伴う移動コストを節約でき、短時間で多くの診察や処置をこなすことができる。

またこの技術を使えば、外出の困難な患者が自室や病室に居ながら外へ遊びに行くことができる。近年ではスマートフォンなどを利用すれば、遠隔地の映像と音声を手軽に現地へ届けられるようになっている。さらに、全方向の映像を捉える全天周カメラと呼ばれる特殊な

カメラもモバイル型のものが販売されている。これと合わせて前述の筋電気刺激や前庭電気刺激などを用い、身体が自在に移動している感覚を加えることで、リアルな外出体験を提供できるようになる。この発想は、空間を超える技術としてのＶＲがもたらすケアへの福音となるはずだ。

世界を超えるケア

ベッドや病室から動くことができない患者は、散歩や他者とのコミュニケーションの機会が不足し、健康であればできるはずの家族や友人らとの大切な時間を失ってしまう。ＶＲの中でもメタバースは、広大なネットワーク上の開かれたヴァーチャル空間でさまざまな活動ができる。ここでは人種や性別、年齢、身体の違いを含めた個人特性の一切が障壁になりえない。さらに運動機能が低下していても、コンピュータやスマートフォンにつないだコントローラーを動かすだけで移動や感覚を体験できるのである。このような新しい世界で形成されたコミュニティでは、現実世界の事情にとらわれることのない、純粋なコミュニケーションを通して友人関係を形成したり、無限に生み出される広大なＶＲの世界を旅したり、食べたことのない料理を口にすることもできるようになるだろう。

このような世界は、終末期ケアを含めた新たな看護や医療の道を拓くはずだ。患者が生きがいや生きる目的を持って毎日を健やかに楽しく生きていくことを支えるのが看護の役割であり、現実世界では難しくともメタバースの世界にそれらを求めることができれば、身体が

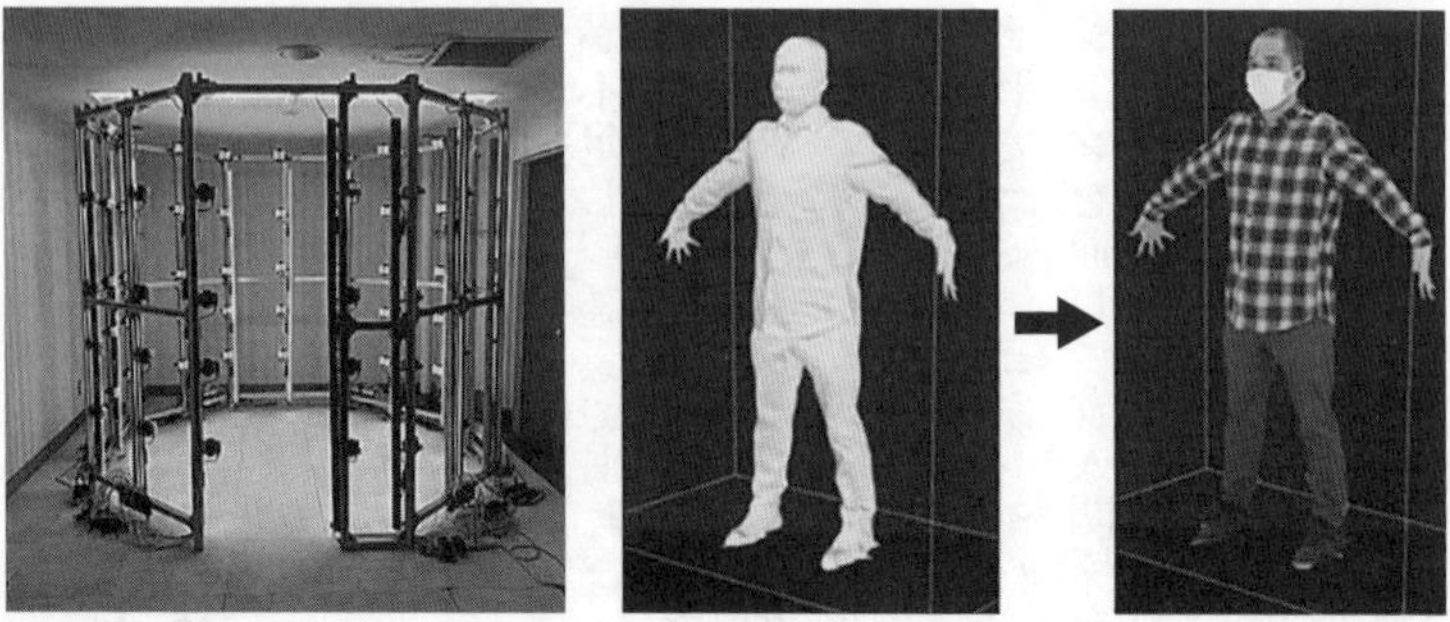

図2　東京大学ヴァーチャルリアリティ教育研究センターのアバタースタジオ

抱えてしまった深刻な制約を取り払って、患者一人ひとりがその人らしく生きられる居場所を見つける選択肢を示せるようになるだろうと確信している。

その時、看護の視野は現実の世界を超越し、ネットワークにつながれたヴァーチャルな世界にまで拡張されるだろう。ナイチンゲールが活躍した時代に産業革命によって工業化が進み世界が変わっていったように、私たちの社会ではいずれ現実世界からサイバー世界を中心とした暮らしに転換が起きていくだろう。まさにそのときこそが、現代における「ナイチンゲールの越境」が必要となる。

時間と死を乗り越えるケア

VRは時間を超える技術であると言われる。東京大学ヴァーチャルリアリティ教育研究センターでは、複数台のカメラで撮影した画像からフォトリアルなアバター（身体の3Dモデル）をつくるアバタースタジオ（図2）を運用している。ここでつくったアバターは、VRやメタバース空間で自身の体の代替として利用でき、ゲームのNPC (non-player character) のように自律的に動かすことも可能だ。

このアバターをつくる技術を用いれば、人の身体だけではなく建物や街、大学のキャンパス、家の中などの広い範囲を3Dモデルとして構築することもできる。また、国土交通省では都市の3Dモデルを整備するプロジェクト「PLATEAU」が進められている。原理的には、将来このモデルをメタバースなどのVR空間に設置することで、そこに展開されたリアルな街でさまざまな活動が実施できる。さらに進化していけば、時々刻々と変化していく街や家屋の様子、自分や子ども、友人のリアルな成長記録を保存できるようになるのである。

この技術には、さまざまな利活用が考えられるだろう。例えば自身の記録を遺す「終活」の未来について、遺族ケアの観点から見てみよう。葬儀には故人の冥福を祈る意味があり、遺族が心を整理する時間として非常に重要である。近年はビデオレターにメッセージや過去の思い出を遺す人も増えているが、馴染み深い場所を3Dモデルで構築し、そこに自身のアバターを用意しておけば、残された遺族はVR空間に入り込んでいつでも故人と会うことができる。そのアバターには、生前に記録していた個人の身振りや歩き方などを忠実に再生させ、リアルな存在感を与えることもできるし、ただ話ができる相手にしてもいい。写真や動画といった平面的な映像ではなく、VR空間で故人を偲び、思い出に浸ることで遺族が心を整理し、希望を持って強く生きていくための役に立つかもしれない。

このように故人を扱うことに関し、倫理的・文化的・宗教的な抵抗感から許容できない人もいるかもしれないが、筆者自身は祖父母や両親の没後も彼らに会いたいという思う気持ちはとても強く、また自分が亡くなった後、子孫たちにどんな人間だったのか知ってもらいたいという望みもある。人生の終わりに大切な人へ何を遺すことができるか、その選択肢が技術によって広げられるとしたら、それは素晴らしいことであると信じている。

触れること・感じることの未来

ここまで述べてきたように、VRは空間・時間・世界を超える技術である。人間が何かを感じるためには、通常なら身体のそばにある物や人から生じた(反射した)物理的現象を神経が受容する必要がある。とくに「触れる」という行為は、人と人、人と物との物理的距離がゼロでなければ達成できない。しかしVRでさまざまな感覚をつくり出すことで、遠い距離を隔てていても、長い時間が経っていても、あるいはこの世界に存在していなくとも、あたかもすぐ隣に人や物があるかのような体験を創出できるのである。

こうした技術を活用できる看護ケアの未来には、生物すべてに確実に訪れる死という終末を、ある意味で乗り越えるための可能性を見出すことができるだろう。それは「永遠に生きられること」を意味するのではなく、人が生きるうえで身体に課せられたさまざまな制約や苦痛を軽減したり、死後に残された人々に対して決して朽ちることのない鮮明な記憶を遺せたりする、希望への可能性である。

参考文献

▼1 廣瀬通孝監修、東京大学ヴァーチャルリアリティ教育研究センター編：とことんやさしいＶＲの本、日刊工業新聞社、二〇一九.

▼2 ポケモンGO公式サイト、https://www.pokemongo.jp/（二〇二三年五月時点）

▼3 Fujimoto, C., Kinoshita, M., Kamogashira, T. et al. : Noisy galvanic vestibular stimulation has a greater ameliorating effect on posture in unstable subjects: a feasibility study. Sci Rep 9, 17189, 2019, https://doi.org/10.1038/s41598-019-53834-7

▼4 Aoyama, K., Iizuka, H., Ando, H. et al. : Four-pole galvanic vestibular stimulation causes body sway about three axes. Sci Rep 5, 10168, 2015, https://doi.org/10.1038/srep10168

▼5 Nakamura, H., Amemiya, T., Rekimoto, J., Ando, H and Aoyama, K. : "Anodal Galvanic Taste Stimulation to the Chin Enhances Salty Taste of NaCl Water Solution" J. Robot. Mechatron., 33(5) pp.1128-1134, 2021.

▼6 Kajimoto, H., Kawakami, N., Tachi, S. and Inami, M. : "SmartTouch: Electric skin to touch the untouchable" IEEE Comput. Graph. Appl., 24(1), pp.36-43, Jan.-Feb. 2004, doi: 10.1109/MCG.2004.1255807

▼7 Forst, J., Blok, D., Slopsema, J., Boss, J., Heyboer, L., Tobias, C. and Polasek, K. : Surface electrical stimulation to evoke referred sensation. Journal of Rehabilitation Research and Development, 52, pp.397-496, 09, 2015.

▼8 Tamaki, E., Miyaki, T. and Rekimoto, J. : "PossessedHand: A Hand Gesture Manipulation System using Electrical Stimuli", Augmented Human, 2010.

▼9 高橋希実、中村裕美、雨宮智浩、鳴海拓志、葛岡英明、廣瀬通孝、青山一真：経皮電気刺激による効果的な唾液分泌促進手法の構築、日本ヴァーチャルリアリティ学会論文誌、（in-press）

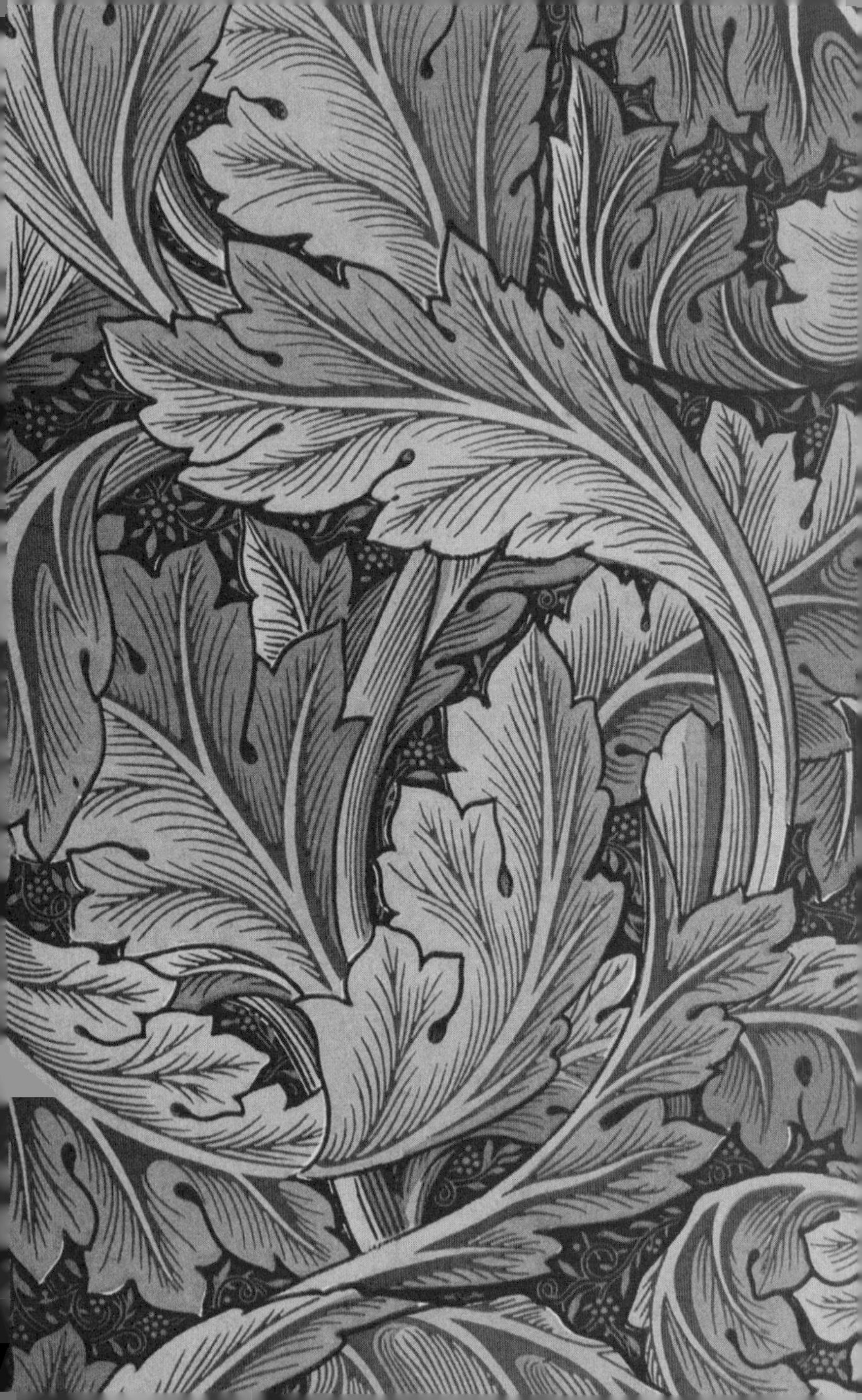

第一章　ケアの変容を促すテクノロジー

ナイチンゲールの理念とつながる「減災」とテクノロジー

神原咲子

神原咲子　かんばら・さきこ

神戸市看護大学基盤看護学領域災害看護・看護学分野 教授
神戸大学大学院医学系研究科環境疫学分野修了、岡山大学大学院医歯学総合研究科修了。兵庫県立大学地域ケア開発研究所研究員（講師）、近大姫路大学看護学部 准教授、高知県立大学看護学研究科災害看護グローバルリーダー養成プログラム 准教授・教授を経て現職。専門は災害看護、公衆衛生、国際看護。国内外の被災地をフィールドに、社会環境と健康危機管理の関係について研究している。疫学と看護学を組み合わせた方法論を防災・減災に実践する活動「EpiNurse」に取り組む。

現代は、将来を予測するのが困難な「VUCA社会」と言われている。大規模な災害や気候変動、そして国同士の争いなどが頻発し先行きが不透明なこれからの時代において、人々の健康を守る看護の新しい役割とはどのようなものか。公衆衛生分野で情報技術を駆使した「減災」のアプローチに取り組む神原咲子氏に、地域の健康においてテクノロジーが果たせる役割をグローバルな視点から論じてもらった。

リスク削減とヒューマンケアの調和

大規模な災害が起きると、私たちの健康と生活の基盤はさまざまな方面から脅かされることになる。被災による直接的な外傷もさることながら、水や食料、生活環境の急激な変化・悪化から、二次的な健康リスクが高まる。とくに災害時要配慮者といわれる人々は、逃げ遅れによる被災だけではなく、災害の備えの段階から情報や計画が不十分であったり、施設やサービスがアクセスしにくいことにより、災害時の避難時に取り残されたり気づかれない可能性が高いことが明らかになっている。災害発生直後だけでなく、長期的に生活再建や復興していく中でその健康・生活格差は広がる。

日本の災害医療の定義は、「需要が供給を上回る状態で行われ、平時と違い外部からの支援を必要とするもの」といわれる。一方で、「災害に関する看護独自の知識や技術を体系的にかつ柔軟に用いるとともに、他の専門分野と協力して、災害の及ぼす生命や健康生活への被害を極力少なくするための活動を展開すること（日本災害看護学会）」ともされている。その実態は、まさにナイチンゲール覚え書きを片手に持ち、平時の病院外での救護所、避難所、仮設住宅、生活再建をしている地域の中で被災者に寄り添いつつ、長期的に関わる活動であると言える。それと同時に、混沌とした中で刻々と変わりゆく健康課題を観察し、ボランティアや医療者と協力したり、政府やドナーに理解を得るために、ニーズを可視化したり複雑なステークホルダーと交渉する力も必要とされる。

看護はキュアとケアの融合であり、文理融合のアプローチである。キュアとは、疾病に対する医学的治療による生物医学的アプローチであり、罹患からの回復、症状の消失、再発の防止などを基準に評価される。それに対してケアは病気で苦しむ人々への全人的なアプローチであり、時に看護の特徴を際立たせてくれる。すなわちそれは、患者は病気が消えるだけでなく「治った」と感じられること、回復を実感できるということでもある。ケアは従来、主に人との日常生活上の身体的、あるいは情緒的な手当てを表現する用語として使われてきた。ケアを行う者は、人の保護や価値に関する理想、考え方、倫理的態度、認識、配慮について対象者と相互関係にあり、そこにケアが介在することで双方に人間的な成長がもたらされる。このようなケアリングの理論は、ケアを与える側と受ける側がともに健康かつ幸福に生きる権利を持つ人間であること、自己実現を目指す権利を持つことが基本原理となっている。

VUCA時代の災害と健康の課題

近年、複雑化したシステムや環境を表現する言葉として、しばしばVUCAというキーワードが用いられる。Volatility（不安定さ）、Uncertainty（不確かさ）、Complexity（複雑さ）、Ambiguity

（曖昧さ）の頭文字からとった言葉だ。現代のVUCA社会における健康の諸問題の解決を図るには、ナイチンゲールの看護の基本に戻り、相手や状況をよく観察して情報を収集するところから始めなければならない。

現在の健康は、WHOによると「身体的、精神的、社会的に完全に良好な状態（well-being）であり、単に疾病や病弱がないことではない」と定義されている。さらにその社会的決定要因を「人々が生まれ、成長し、働き、生活し、年をとる条件と、日常生活の条件を形成する一連のより広い力である。これらの力やシステムには、経済政策やシステム、開発アジェンダ、社会規範、社会政策、政治システムなどが含まれる」としている。

二〇二〇年に始まった新型コロナウイルスによる世界的なパンデミックは、フィジカル・ディスタンスや生活様式を一変させ、それにより情報格差や社会的孤立といった課題が浮上し、テクノロジーを発展させるだけでなく、年齢や性別などの影響で活用のギャップが生まれる社会構造の問題が明らかになった。現在の地域社会は、少ない家族構成で仕事やライフスタイルによって「地域」の枠を超えた移動の多い生活を送る人々によって成り立っている。そのような中では、固定的な集団を前提にした危機管理で公衆衛生対策を考えることが限界に来ている。

また世界規模で見れば、災害やパンデミックへの対応以前に、少なくとも四億人の人々が最低限の医療にアクセスできていない。とくに低・中所得国では、医療費の増加によって深刻な貧困に苦しむ人々もいる。これは医療アクセスの欠如がさらに貧困を加速させていることとを意味する。グローバルヘルスのリーダーや学者たちは、その結果をよく認識しており、教育、基本的衛生、食の安全といった近接的な介入を強く求めてきた。必要なのは健康を害するリスクと健康状態を改善するための基本的なセルフケア行動の理解であり、それが家族やコミュニティの回復力を高め、緊急事態に対応するための基盤となるのである。

すでに災害や多様なリスクにさらされながら生活し、医療や支援が届かない中で貧困に直面している人々にヘルスケアを提供している看護職は、誰もが状況を「観察」し、そこに垣間見る「これはまずいかも」という近い将来のリスクを予防的に認識しているはずである。しかし、しかしこうした認識は可視化しにくく、臨床に役立つ生命科学研究と技術からは程遠く、計画を立てるべき開発ニーズにも挙がらないというのが現状である。

「EpiNurse」の取り組み

こうしたVUCA時代の災害と健康の課題に対し、筆者らは災害などの健康危機に対応する看護モデルである「EpiNurse」の開発に取り組んでいる。ナイチンゲールを災害看護の先駆者として捉え、彼女が看護技術だけではなく「観察」から重要なケア行動を可視化する手法や、個別の対象者だけでなく社会に広く看護ケアを行き渡らせるために、政策的意思決定への働きかけを行ったことにインスパイアされ、災害現場に不可欠なケアニーズとその評価を最適化する技術を開発してきた。ここでは、その考え方やアプローチを用いて行われた災害看護の実践例と、そこで利用されたＩＴツールを紹介する。

我々の日常は膨大な情報とその運用によって支えられているが、その多くが災害や医療対策用として存在しているわけではない。各々のデータ精度や関係性が深く検討されていないことが多く、これがデジタルデバイドを生み、危険リスクの高い人々を見逃す原因の一つとなっている。そこで筆者らは、対象となるコミュニティが直面する不安要素の適正なデータ化に取り組み、地元での予防とエンパワメントの文化を高めることを目的に、持続可能な活動を目指した。

きっかけは、東日本大震災の教訓で医療から生活支援にわたる多様なケアニーズと情報に圧倒され、大事なケアニーズを見逃したことだった。そこで、食料、水、衣料、衛生、薬、安全などに焦点を当てた参加型データ収集ツール「SHEREPO」のプロトタイプを開発した。時を同じくして、フィリピン・アテネオデマニラ大学の研究者と共同で「e-Bayanihan」を開発した。これは二〇一四年にフィリピンを襲った台風ハイエンの教訓を取り入れた情報ツールで、そもそも災害情報が存在しない状況を想定して作成された。コミュニティの備えに関する状況や、ボランタリーについてのリアルタイムな報告、災害後の対応状況などを集約する機能を備えていた。これにSHEREPOの機能を取り入れることで、ウェブやスマートフォンアプリ、携帯電話のＳＭＳベースで動作する。さらにフィリピンの保健省やＷＨＯなど他の保健機関とのデータ統合・共有のためのオープンツールキットとして再構築し、住民の参加型情報共有ツールとしてフィリピン中心部のセブ島を中心に展開した。

EpiNurseの看護モデルで開発されたこうしたICTツールは、二〇一五年に発生したネパールゴルカ地震での救援活動と、その後のネパールでの災害において本格的に導入された。現地では当初より多くの看護師がシェルターや被災地域で活動していたが、その活動情報やそれぞれのフィールドで生じている健康課題の収集は行われていなかった。そこで筆者らはネパール看護協会を支援する形でツールの導入を行ったが、最初からSHEREPOを展開するのではなく、まずはネパール人看護師に向けて平易な言葉で質問を行い、エクセル・スプレッドシートのようなシンプルな形式にまとめる方法でスタートした。

看護師による従来のデータ収集は紙と電話で行われていたため、他のセクターより時間がかかることを理解していた。被災地のボランティア看護師が定期的に避難所を訪問し、健康状態評価ツールを用いた感染症リスクの評価、地域住民の救援ニーズの把握、リスクケースのモニタリングを行うとともに、政府機関や保健クラスターにも報告を行いコミュニティの実際の生活状況や健康ニーズの理解を促すことを目指した。その結果、地理的・社会的な条件によってアクセスのしやすさや回答率自体も異なることがわかった。

また、現地NGOの協力を得て避難所の位置やタイムスタンプ、ジオタグ付きの写真や位置情報つきのアセスメントデータを収集することを試みた。その結果、モバイルアプリケーションの使用により、医療従事者が提供するケアに対する責任感が高まってコミットメントも増えた。モバイルアプリケーション自体がタイミングやシステムに関係なく、疫学的な健康安全保障情報を報告するうえで有用であっただけでなく、モニタリングやデータ収集の際に地理情報の不足、ITインフラの未整備、看護師の情報技術に関する知識不足の問題が可視化され、それらを改善できた。

筆者らがこの取り組みから学んだことは、現地での定期的なデータ入力だけでなく、観察やヒアリング、効果的な行動や介入を調整するための看護師自体のコンピテンシーを見直し教育することの必要性だった。また、このプロジェクトの付加価値の一つは、看護師からステークホルダーやコミュニティの人々に適切で実行可能な最新の情報を提供することで、看護職の役割のパラダイムを大きく転換させ、結果として地域の意識も変化したことである。ICTの発達で多様なデータが入手できるようになったことで、さまざま手法を用いる研究者が探索的に新しい発見をすることができるようになった。データサイエンティストは、逸脱しているケースを特定でき、現場の最前線で働く看護師や実務家の観察は、なぜそのような逸脱が起きているのかを深堀りすることができる。

危機発生時などに生じる人口動態の急激な変化は、地域社会のリスク管理や遅発性事象の発生、そして健康問題に影響を及ぼすが、それらのデータは十分に活用されていない。リスクを可視化・評価し対応につなげるだけでなく、ステークホルダーやコミュニティの人々に対し、持続的かつ適切で実行可能な情報共有のエコシステムを考えることで、予防的にリスク認知を与え行動変容を促すことができる。この活動自体が市民や専門家の災害リスク軽減の前提となり、コミュニティの対処力の開発と持続的なレジリエンスにつながると考えている。

地域社会におけるテクノロジーと看護の役割

世界各地のとりわけ発展途上国で、テクノロジーの開発やイノベーション能力を向上させることは、食糧安全保障の強化、万人のための健康へのアクセス、エネルギーへのアクセス、ひいては気候緩和と適応など、必要不可欠な公共財を提供する国の能力を促進するうえでの重要な実現要因となる。なかでも、新しく適切な技術へのアクセスを促進することで生活条件を着実に改善し、最も脆弱な人々の命を救うことにつながる。

グローバル社会では、持続可能な開発目標（SDGs）を通して連帯、公平、レジリエンスへの顕著な関心が浮上し、「適応」「イノベーション」という言葉がより重要な意味を持つようになった。国や地域の格差ではなく、個々の人間の安全保障の観点から教育や政策を検討する必要がある。それは個人、家族、コミュニティのレベルで自助となるセルフケア、共助となるプライマリヘルスケアの重要性を我々に示唆しているのである。健康に対するケアとキュア、安心・安寧であることを乱す災害のリスク削減と対峙することで、これからの人々のヒューマンケアに資するデータとテクノロジーとは何かを考えていきたい。

従来、ヘルスケアの専門分野で取り組まれてきた知識基盤の強化と発展の多くは、どちらかといえば医療を一貫して実用的で費用対効果の高いものにするために不可欠なツールを提供してきた。とりわけワクチン、診断薬、大型の有効な治療キットの利用は、人々の健康や生活の本質の改善ではなく、偶発的な傷病の可視化と対症療法になりがちである。もちろん、これらの技術は、閉ざされた医療の中での治療プロトコルと改善になり得るが、他方で日々の生活・健康ニーズに寄り添うというより市場主導型だといえる。高度医療や救急医療は病院施設に集中させる必要があるが、リソースの主軸を家庭や地域社会での予防やリスク軽減策にシフトしていかなければ、医療への負担や疾病負担の増大は今後も深刻化する一方であろう。

健康格差や災害時で生じる被害格差の原因の多くは地域社会の中にあり、予防が可能である。地域保健のための開発と技術は、この闘いにおいて公平な健康を手に入れるために人間の安全保障を中心に据えることが重要である。そしてケアによって予防的かつ積極的に観察し、人々自身に行動する力を与える必要がある。

テクノロジーは、トップダウンとボトムアップ、行政と市民の関係を変化させる力を持っている。この変化はよりネットワーク化された社会を再編成し、市民間のより大きな協働を可能にするために極めて重要である。従来のガバナンスにおける危機管理、感染症対策、公衆衛生は、個々の問題よりも多数派や平均的なものに対して説得力を持たせる傾向があった。しかし、近年の市民によるオープンデータの活用状況からわかるのは、ICTや分析ツールを使った細分化されたデータは、人々に広く共有され活用されることで、インクルーシブなコミュニティを生み出す力を持っているということである。

市民の視点を活用した協力的で包括的なアプローチ、市民参加型のシビックテックのような具体的で新たな地域活動にも注目していく必要がある。このような動きは、災害時の健康課題の把握と対応のためのデータ収集基盤を強化する存在として考えるべきであろう。制度的発展、健全なシステム、スマートなガバナンスに向けた「変革」の側面で、これらの取り組みをさらに強化していくことが望まれる。

では、このようなテクノロジーの急速な発展を、看護職はどのように受け止めればよいのだろうか。現にCOVID-19の流行は、看護師が直面する困難を浮き彫りにした。災害、紛争、政治的分裂などのリスク社会で看護師は複雑化した健康危機のフロントラインに立たされることになり、テクノロジーの変化により新たな意思決定や、人々との合意形成をしなければならなくなっている。

そのような中、看護師の行動規範となる国際看護師協会の倫理綱領は、人権とすべての人の完全性と尊厳を確認し、いかなる差別もなくすべての人に適切なケアを保証している。二〇二一年の最新綱領では、二〇一二年改訂版の概説の強化に加え、公平性と社会正義、自然環境／気候の尊重、非倫理的行為に挑戦するものとなった。これにより、看護はキュアとケアのいずれともちがう第三の役割として、人々、環境、健康と自らの看護にどのようなメリットとリスクが生じうるかを理解することが求められている。

すなわち看護師が人々の文化的価値観、ニーズ、尊重について情報を得ること、専門的・実践的知識を維持することには個人的責任も問われている。看護師は常に変化する世界において、技術、デジタルコミュニケーション、人工知能に関連する看護の説明責任に新たな重点を置くことが求められるのである。

災害に代表される不確実性の高い現場では、分断されたリスクに対して、エビデンスに基づいた実践だけでは十分とはいえない。それは、二十一世紀のグローバルヘルスにおいて、今やごく一般的なことである。実践家として現場に関わる看護師は、その場の社会的、環境的な多様なリスクが健康に影響を及ぼしており、部分的な対処が全体最適を制限していることに気づいている。科学技術の革新は疾病対策だけではなく、ヒューマンケアにおいても役割を果たす可能性をもたらしている。

ウェルビーイングは医療者や支援者の頭の中に存在する「脆弱な集団と疾患」に対応するために尊重されるものではなく、生活する個人のパーソナリティとして認識されるべきである。そして、テクノロジーはこのような個別のウェルビーイングを実現するためのツールとして開発し続けられるべきである。

ナイチンゲールは科学を駆使する社会起業家だった

宮川祥子

宮川祥子　みやがわ・しょうこ
慶應義塾大学看護医療学部 准教授
一橋大学大学院商学研究科修士課程修了、慶應義塾大学大学院政策・メディア研究科博士課程単位取得退学、博士（政策・メディア）。テキサス大学健康情報学修士。一九九五年阪神・淡路大震災の際、ボランティア支援のためのコンピュータネットワーク「VCOM」に参画。以降、WIDEプロジェクトでのインターネット技術に関する研究活動をベースに看護・医療・福祉などヒューマンサービス分野におけるＩＴ活用に取り組む。専門分野はヘルスケア情報学、災害情報学、ＩＴを活用したコミュニティ形成支援。ＩＴを活用した災害支援を行うＮＰＯ「情報支援レスキュー隊（IT DART）」代表理事。

自身の信条を貫き目的を達成するため、新しいものを恐れず果敢に取り入れたフローレンス・ナイチンゲール。現在でいえば最新の機械学習モデルや仮想空間を用いて看護ニーズを的確に把握し、対策を講じる仕組みづくりを自身で創造するような人物だった。しかし一方で彼女は、そうした高度な科学的態度とは相反する考え方を、有名な著書『看護覚え書き』に残してもいる。その「二面性」にはどのような意味が隠されているのか。ヘルスケア情報学者の宮川祥子氏が考察する。

ナイチンゲールが持つ「二面性」の意味を探る

一般には「白衣の天使」として知られるフローレンス・ナイチンゲール（一八二〇－一九一〇）という一人の女性が、近現代の社会に与えた影響は非常に大きい。イギリスの地主階級の裕福な家庭に生まれたナイチンゲールは、社交界へのデビュー、裕福な男性との結婚、出産と家政という当時の上流社会で一般的だった女性の人生を拒否し、自ら選んだ「看護」という職業に身を投じる。そして、一人の看護師として臨床での実践を行うだけでなく、クリミア戦争で戦地に赴き、負傷した兵士に対して献身的な看護を行うと同時に、彼らの多くが戦いによる負傷そのものではなく、野戦病院での感染症などの「避けられる死」によって死亡していることを発見する。ナイチンゲールは、このことを政治や社会に訴えかけ、また自らも尽力することによって病院の環境を改善し、避けられる死を大幅に減らすことに成功した。このとき「こうもりグラフ」(Bat's Wing) と呼ばれる統計学的手法を用いて、負傷者や死者の状況をデータとして表現したというのは有名な話である。

ナイチンゲールは、この経験から得られた知識を『看護覚え書き』[1]に記した。原題は"Notes on Nursing" であり、副題として "What it is, and what it is not" と記している。すなわち、「看護とは何か。そして、看護とは何でないのか」として、看護のような顔をして行われているさまざまな行為を「本当の看護」と「そうでないもの」に区別し、看護に関わるすべての人が真の看護とは何かを探求するためのヒントを提供している。

彼女はまた、ビクトリア女王に働きかけて、スクタリの病院での悲劇が再度起こらないよう、陸軍の衛生を改善するための委員会を立ち上げている。自身がその委員となることはなかったが、陸軍大臣であり彼女の盟友でもあるシドニー・ハーバートを委員長として医学校の設立や医療統計の整備が進められた。

活動はそれだけではない。多くの病院で適切な看護がなされるよう、看護師を養成する学校を設立し、女性が自立して職業を持つという道筋を開いた。さらに看護学校のすぐれた卒業生をオーストラリアに派遣し、彼女たちはそこでナイチンゲールの方法に沿った看護の実践と看護師の養成を行っていった。

ナイチンゲールが精力的に行ったこれらの取り組みを、看護の外側の視点から解釈すると次のことが言える。まず、ナイチンゲールはその実践の目的を社会の重要な課題を解決することに置くソーシャル・アントレプレナー[★1]（社会起業家）であったということである。彼女は当時、上流階級の義務として行われていた慈善活動を通じて看護への関心を育んでいったと言われているが、それを単なる自己の実践のみに終わらせていない。看護の意義を明らかにし、その必要性と看護師の地位の向上を政治的に働きかけ、そして全国的な医療レベルの向

★1　貧困や差別、格差などのあらゆる社会問題を課題として認識し、事業を手段にして解決する人。既成概念にとらわれず利他の精神で社会的価値を基準として役割を遂行する。

上を目指して看護師を養成する学校を設立した。また、裕福な地主層の生まれであることから得た人的ネットワークを活用し、病院統計のための統一モデルを提案し、また看護学校創立のためのファンドレイジングも積極的に行った。

もう一つは、政策立案に科学的な手法による根拠を用いたことである。とくに注目されるのは看護の向上による死亡率の低下という科学的知見が多くの人に理解されるよう、先述したようにさまざまな種類のグラフを開発したことである。それらのデータ表現は当時最先端の技術であり、もともと数学や統計学に親しんでいたナイチンゲールが解決すべき社会課題を主張するにあたって、このような最新技術を果敢に取り入れ活用したというのは驚くべきことである。

ところで、そんなナイチンゲールが他方で、すべての看護師への指南の書『看護覚え書き』ではこのようなデータ表現を一切用いていない。それどころか「悪い空気が病気をもたらす」という非科学的なミアズマ（瘴気）説[★2]を支持しているようにも読める。近代看護の生みの親とも呼ばれているナイチンゲールがなぜこのような二面性を持つのか、時代的背景と彼女が取り組んだ社会改革からその理由を探ってみたい。

ナイチンゲールの時代の科学

近代科学が成立したのは、十七世紀、活版印刷機、望遠鏡、顕微鏡などの道具が発明され、占星術や錬金術と決別した時代である。デカルト、ニュートン、コペルニクス、ガリレオなどによって世の中の仕組みが「機械的に」動いているという考え方が提供されていった時期でもある。[2] 一方で、この時代の医学はまだ科学とは認識されておらず、体系だった知の周縁部にある高度に発達した職人の仕事として捉えられていた。一七世紀後半に顕微鏡を用いた微生物学が始まったものの、微生物と病気の関連が明らかになるのはそれから一〇〇年以上も後のことである。

十九世紀になると、保護貿易と国内産業の育成を中心政策とする重商主義が終わりを告げ、産業革命に支えられた工場制機械工業の時代となる。蒸気機関は産業革命における象徴的な技術であるが、効率的な蒸気機関を発明したジェームズ・ワットは、知的生産を行う科学者ではなく計測器の調整を行う技術者であった。職人の出自であるワットが産業革命の根幹を

★2　何らかの原因によって汚染された空気（ミアズマ、瘴気）に、ヒトが触れることによって病気になるという説。瘴気（しょうき）とは古代から十九世紀まで、ある種の病気を引き起こすと考えられた「悪い空気」のことをいう。気体または霧のようなエアロゾル状物質と考えられていた。

支える発明を行ったことで、蒸気機関（エンジン）の学問、すなわちエンジニアリングがここに始まることとなった。

産業革命がもたらした光と影

産業革命の成功、植民地の拡大、自由貿易の繁栄のなか、英国は大いに栄え、富裕層の拡大とともに、中間層が爆発的に拡大した。これまでの国内産業を保護すべきという考え方、自由貿易によって人々が自由に経済活動を行うことで社会全体に富が蓄積され、社会がよりよくなっていくという考え方への変化が起こり、そのような変化を背景としてJ・S・ミルの『自由論』にみられる功利主義、最大多数の最大幸福の追求という思想が生まれた。

一方で、この変化は、社会全体の富の蓄積という明るい側面だけではなく、格差の拡大という負の側面も生み出した。多くの労働者が農業から工業にスライドし都市の工場で働く労働者が急増した。このことはマンチェスター、リーズ、バーミンガム、リヴァプールなどの大工業都市を誕生させたが、これらの都市に集中した労働者は工場の周辺に住居を求め、その地域が人口過密な貧民街となっていった。住宅や上下水道といった社会インフラは未整備で、工場から出る有害な排水は居住地を汚染して労働者の健康を蝕み、日が当たらず風通しも悪いために湿気がたまった不衛生な住環境がその追い打ちをかけた。生活排水や排泄物はそのまま生活空間に留め置かれたり、道路や川に垂れ流されたりしていた。この結果、コレラなどの伝染病が幾度も都市を襲い人々を苦しめた。

このように労働者階級が低賃金での重労働と劣悪な環境にあえぐ一方で、資本階級は生産性の向上や輸出の拡大によって豊かになり、貧富の格差が拡大していった。こうした背景による人々の不満から、資本家から生産手段を開放し労働者で共有すべきという共産主義思想が生まれた。一八四七年にはロンドンで共産主義者同盟が結成され、翌一八四八年にはマルクスとエンゲルスの起草による「共産党宣言」が発表されている。

ナイチンゲールの時代の医学

この時代の公衆衛生および医学は、これまで別々に発達してきた内科学と外科学が統合され、また同時に複雑な体系と多くの抜け穴を持っていた医師の資格制度が改訂されたことにより現代の医学の形に近づきつつあった。内科医はもともとオックスフォードとケンブリッジの両大学で医学を修めた者たちが独占的に資格を有しており、理髪業との兼業だった外科医とは明確に線引きがされていた。しかし十七世紀になると外科医や薬剤師に一般開業医（GP：General Practitioner）の資格を得る道が開かれ、彼らが市中で開業するようになった。また、外科医の中には軍医として従軍する者もおり、彼らは退役後に自由に医業を行うことが許されていたため、GPとして開業する者も多かった。このような有資格者と無資格者が同様の医業を行うという混沌とした状況は、一八五八年の医師法成立によって試験の統一的基準の設定や医師登録が実施されるようになり、整理されていった。

科学としての医学をみると、一八七〇－一八八〇年代にかけて破傷風、結核、コレラなどの病原菌を次々と発見したロベルト・コッホは、特定の微生物が特定の病気の原因となっているという、現在では当然のこととして受け入れられている微生物病因説の基礎を築いた。また、同時期の一八六五年にはクロード・ベルナールが実験医学、すなわち病気に対し医学的介入を行うことでより精緻な治療の探求が可能になる、という近代医学の方法論を提示している。

ナイチンゲールの時代とは、まさに制度としての医療が整備され、同時に科学としての医療の萌芽が見え始めた時期でもあったと言える。

社会起業家としてのナイチンゲール

ナイチンゲールはこのような時代にあって、社会における日々の技術革新とそれによって生じる社会的格差がもたらす健康への害悪を、鳥瞰的に捉えていたと考えられる。彼女が教養として学んだ歴史・哲学には、キリスト教の土台となるヘブライズムとともに、ギリシャ・ローマのヘレニズムが大きな部分を占めている。そこには国家間の争い、虐げられる人々、小さな出来事が連鎖することによって起きる愚かな選択や悲劇が物語として埋め込まれている。このような世界観をナイチンゲールが持っていたならば、当時の社会状況を見て、単に労働者階級の病気を診る病院を増やせばよいのではなく、その元凶となる社会構造にも目を向けなければならないという思いを抱いたことであろう。

社会起業家とは、社会の課題を発見しそれを解決するためのアイデアと行動力と戦略を持ち、人々を巻き込んで推進していく人のことである。現代の社会起業家たちに資金援助や戦略指南を行っているアショカ財団の創設者ビル・ドレイトンは、社会起業家とは何かを述べる際に常にナイチンゲールを例に挙げて、そのさきがけとして紹介している。

ナイチンゲールは、人々が健康な生活を送るためには必要不可欠な「ニーズ」があり、それらが充足されない環境では、人々は病気になりやすく、また回復も妨げられることを発見した。そして、その充足されないニーズへの働きかけを「看護」と名づけた。これは今日流に言えば社会起業家にみられる「問題発見型」アプローチである。

また、自身が実践者であるだけではなく、そのような実践が社会に敷衍《ふえん》されていくような「仕組み」をつくることに注力したことも、ナイチンゲールが社会起業家として評価される部分である。『看護覚え書き』には「あなたのいないときにも、行われるべきことが行われるようにしなければならない」という一文があるが、これはまさにプレイヤーとしてだけではなく、マネジャーとして振る舞わなければならないということであり、ナイチンゲールはそれを組織の中だけでなく社会全体で実現しようとしたのである。

現在の日本国内でも、多くの社会起業家がこの問題発見型アプローチを用いて社会へ働きかけを行っている。とくに二〇〜三〇代前半の若者による起業が多くみられるのが特徴である。例えば病気や障害を持つ子どもに保育サービスを提供するNPO、宿泊時のケアや家族のレスパイトなど、介護保険でカバーできないニーズを有償ボランティアでサポートする訪問看護師のネットワーク、雇用形態などにより健康診断を定期的に受けにくい人々に、ワンコイン（五〇〇円）で自己採血による健診サービスを提供する企業、がん患者本人だけでなくその家族や友人など影響を受けた人々が困りごとを相談したり、やり場のない気持ちを話せる場を提供する団体、災害で家や家族を失ったり経済的な困難を抱える一〇代の生徒たちが将来への希望を持てるように学習支援やキャリア支援をし、自ら社会に対して働きかけを行うプログラムを展開するNPOなどがある。

これらの社会起業家たちとナイチンゲールに共通するのは、多くの人が「これくらいは仕方がない」と諦める社会的課題に目を向け、その解決を目指していることである。それらは公害や大災害のように社会全体にとって重大なものではないかもしれない。むしろ人々からそれほど関心が寄せられないマイナーな社会課題であろう。しかし、同時にそれらは当事者たちにとっては自身の生活基盤を蝕む負の影響力を伴う大きな課題でもある。社会からは些細な問題として見られがちなゆえに、表だった場所で言及されることが少なく、また当事者たちはしばしば社会的に弱い立場に置かれているためその声が届きにくく、声を上げること自体が憚られる空気も世間には存在する。例えば、介護であれば「それくらい対応してあげるのが家族というものだ」というプレッシャーを与えたり、病児保育なら「病気のときくらいはお母さんが仕事を休んで看てあげたらいい」といった悪意のないアドバイスが投げつけられたりする。

ナイチンゲールは『看護覚え書き』の中で、このような「気楽なアドバイス」を「看護ではないもの」すなわち患者の害悪となる忌避すべきものとしている。そして彼女自身、病人の回復を支援する一連のプロセスの中に欠けている「ささいなこと」を見出した。すなわち、当時は身分の低い女性の仕事であった「病人の世話」の中に「新鮮な空気」「温かい食事」「清潔なベッド」「温かい食事」の提供などの方法を発見し、そのような知識と技術を持つ人が看護を正しく実践することで患者を死亡から遠ざけ、回復を早める効果があることを示したのである。

ナイチンゲールとジョン・スノウ

本シリーズの他書でも何度か触れられているように、ナイチンゲールは医療の現場におけるさまざまな課題、とくに野戦病院における兵士の高い死亡率を改善するための問題提起にあたり、データの統計的な分析およびグラフによるデータ表現を活用した「データサイエンティスト」としての顔を持っている。

ナイチンゲールが野戦病院における兵士たちの死傷の実態を示すために用いたのは、記述統計学と社会統計学であると言われている。[▼3] 記述統計学とは、対象となる集団の特徴を記述し明らかにする方法論であり、社会統計学は、社会的な現象を統計によって明らかにするための一連の手法である。ナイチンゲールは記述統計を用いて死因分析を行うことで病院における看護の役割を確立し、社会統計をもとに統一的な病院統計のためのモデル形式を提案することで医療レベルの向上に挑戦したのだと言える。

ところで、ナイチンゲールとほぼ時を同じくして、データサイエンスを活用し公衆衛生上の課題にチャレンジした人物がもう一人いる。外科医ジョン・スノウである。前述のようにロンドンの労働者階級が住む地区では、衛生環境が劣悪だったため感染症の蔓延がしばしば起こっていた。とくに一八五二年からの第三次コレラ流行では一四、〇〇〇人以上の死者を出していた。スノウはこのような状況の中で「データ」から感染予防のアクションを起こし、実際にコレラの蔓延防止に寄与した。

彼は過去のコレラ流行時から感染者の記録をつけることを習慣にしていたが、一八五四年にロンドンのソーホー地区で患者が集団発生した際に、死者の出た住居を地図上にマークしたところ、ある公共の水道ポンプ周辺に集中していることに気づいた。そしてそのポンプの使用を止めると感染が収束したという。[★3] スノウは感染状況を地理情報として表現しただけではなく、ネットワーク・ボロノイ図という当時最新の表現技術を用いて、特定の井戸を中心とした一つのポリゴン（ボロノイ図を構成する多角形）に死者が集中していることを発見したのである[▼4]。

当時はまだコレラが何によって引き起こされるのかはわかっておらず、病気は「悪い空気」が引き起こすというミアズマ（瘴気）説が信じられていた。つまり、病気の発生機序が明らかになっていなくても、状況を正しくデータ化することができれば、対策を打てる可能性があることをこの出来事は示している。スノウはその功績から「疫学の父」と呼ばれているが、実はナイチンゲールがスクタリの病院に到着したのも同じ一八五四年であり、集団の健康状況をグラフで表すという新しいチャレンジを、ほぼ同時期に行っていたことになる。

ナイチンゲールがなぜこのようなデータ分析を行い得たのか。それは、彼女が幼少時からさまざまな学問的素養を身につけてきたことにある。語学、歴史学、哲学などとともに数学と統計学を学び、またこれらを非常に愛した。とくに統計学については「平均」や「正規分布」といった現代統計学の基礎理論を構築したケトレーを師と仰ぎ、長く交流を続けている。兵士の死因分析をグラフ化したり、病院統計の整備を成し遂げられたのは、ケトレーから陰に陽に支援を得たことが大きかったであろう。

それにしても、刮目すべきは当時の最新のデータサイエンス技術を次々と取り入れていた

★3　ボロノイとは複数の点から平面を垂直二等分線で分割し、どの地点に一番近いかを表す図。ネットワークボロノイでは、さまざまな実際上の条件や制約を加味してさまざまな領域分析が行える。

ことである。これは二〇二二年の現代で言えば、臨床から得られたデータを用いて機械学習モデルを構築することで患者の将来の転帰を予測したり、バーチャルリアリティ（VR）空間上に病院の状況を再現し、可能な感染予防対策を検討するといったところだろうか。ナイチンゲールに私淑しつつも「ITは苦手で……」という諸氏には、彼女が現代に生きて、このような最先端技術を果敢に取り入れてよりよい看護を目指す姿をぜひ想像してみてほしい。

ナイチンゲールの情報技術戦略

ナイチンゲールは、このように当時の最新の情報科学を駆使して看護の重要性を世に示したのであるが、一方で『看護覚え書き』にはこのようなデータ表現が一切用いられていない。しかも、例えば新鮮な空気を「病気の原因となる微生物を含まない空気」ではなく「病気の回復をもたらす環境」として説明している。これは、当時最先端の科学的知見だったルイ・パスツールの「微生物病因説」を否定し、ミアズマ説を支持していたかのようにも解釈ができる。このようなナイチンゲールの「二面性」を、我々はどのように理解すればよいのだろうか。

筆者は、ナイチンゲールは統計学者あるいは科学者ではなく、科学のユーザとしてとどまり、ツールとして実践に活用することを意図的に選択していたのではと考えている。特定領域の科学研究を生業にする「科学者」としてではなく、社会を良くするという目的の実現のために、ある意味都合よくブリコラージュ的に科学を「使う」ことに徹していたのではないだろうか。

職業的科学者ではなく社会起業家であったナイチンゲールは、あくまでその社会課題の解決の戦略として統計学をツールとして用いたのである。すなわち、政治家や官僚といった上流階級で高い学問的素養を身につけ、そのことを誇りに思っている人々に対しては、統計データやグラフで客観的かつ説得力を持った表現を駆使してメッセージを伝え、他方で看護師や看護を行う人々(主に女性であった)に対しては、必ずしも最先端の学問的背景に頼らずに、当時の社会のコモンセンスから大幅に逸脱することなく、具体的な看護の事例を用いながら感覚に訴えかけていたのである。

ところで、統計学の強みは因果関係や機序の議論を「すっ飛ばして」最善の策を考えることができるところだ。[5] スノウがコレラの発生原因を知らなかったにもかかわらず、その要因を特定できたのはそのためである。ナイチンゲールは社会的課題の重要性を説明する際に、パスツールやコッホが追究したような機序解明的なツールではなく、現実に起きていることをデータとして記述し、機序の知識を前提としない統計学というツールを用いた。これは、彼女の関心が科学ではなく、あくまで人々の健康を向上させるための実践であったがゆえの所作であるようにも思える。

新しいものを恐れず果敢に取り入れること。目的の達成のために科学を利用すること。しかし科学に全面的に頼るのではなく、表現方法としてふさわしいときにのみ融通無碍に使うこと。ナイチンゲールのこのような態度は、科学を信奉する「科学者」と呼ばれる人々から見れば不遜に映るかもしれない。しかし、彼女は社会の課題を正確に捉え解決することに情熱を注ぎ、余計なものに忖度せず取り組んだ改革の人である。そこには目的を果たすためにブレることなく最適な方法を用いる、社会変革者としての真摯な姿がある。ある意味で手段を選ばないその態度は、スクタリの病院で官吏が「開けられない」と言った物資の箱を、ナイチンゲールが無理矢理壊して病人の看護に用いた、というエピソードからも伝わってくる。

このエピソードが史実であったかについては諸説あるが、そこには、生真面目に社会課題に取り組む堅物というよりは「いいでしょ、これくらい」と不敵に微笑む彼女の人間的な魅力が垣間見える。方法論にとらわれることなく目標に邁進していく情熱こそが、ナイチンゲールをして社会変革者たらしめているのではないかと筆者は考えるのである。

引用文献

▼1 F・ナイチンゲール著、湯槇ます他訳「看護覚え書き 本当の看護とそうでない看護（新装版）、日本看護協会出版会、二〇一九.（Nightingale, F.: Notes on Nursing: What It Is, and What It Is Not, New York: D. Appleton and Company, 1860.）

▼2 中山茂：パラダイムでたどる科学の歴史、ベレ出版、二〇一一年.

▼3 多尾清子：統計学者としてのナイチンゲール、医学書院、一九九一年.

▼4 S・ジョンソン著、矢野真千子訳：感染地図 歴史を変えた未知の病原体、河出書房新社、二〇〇七.（Johnson, S.B

: THE GHOST MAP, The Story of London's Most Terrifying Epidemic - and How It Changed Science, Cities, and the Modern World, Riverhead Books, 2006.)

▼5 西内啓：統計学が最強の学問である、ダイヤモンド社、二〇一八.

第二章　ケアの未来に向けて

ナイチンゲールがやり遂げたかったこと

水流聡子

水流聡子　つる・さとこ

東京大学総括プロジェクト機構「Quality と Health を基盤におくサービスエクセレンス社会システム工学」総括寄付講座 特任教授／大学院工学系研究科人工物工学研究センター 特任教授
広島大学教育学部卒業。広島大学医学部医学科助手（公衆衛生学講座）、広島大学医学部保健学科助教授を経て、東京大学工学系研究科助教授（准教授）、二〇〇八年より現職。専門は医療情報学・看護情報学・医療管理学・看護管理学・公衆衛生学・品質管理学・サービス科学など。医療の可視化・構造化・標準化・ＩＴ化の進展および、他領域への知識の適用に取り組む。QMS-H（Quality Management System for Health）研究会、PCAPS（患者状態適応型パス統合化システム）研究会の副代表として、多数の病院経営者・医療専門職と共働してきた。

ナイチンゲールは、大きなリスクの渦中にいながら重要な機会をつかむ幸運さを持っていた。努力し続けることができる能力と、諦めずにチャレンジする修復力、原因分析力と課題解決力を基盤に人を魅了し引きつけるリーダーシップ・スタイルで、組織化と財務化を実現するパワーが彼女にはあった。ナイチンゲールの躍進を促した時代性と、彼女が患った病の正体をたどりながら、これからの未来に向けて看護と女性の社会進出が生み出すべき成果について、看護情報学者・サービスエクセレンス研究者の水流聡子氏が考察する。

「第三の波」

人類はこれまで、大変革の波を二度経験してきた。第一の波は農業革命（人類が初めて農耕を開始した新石器革命に該当）、第二の波は産業革命（エネルギー革命）、そして「第三の波」は、これから押し寄せる情報革命（情報化社会）であると、未来学者アルビン・トフラーは述べている。▼1

農業革命は生存できるヒトの数を増大させ、産業革命は重労働や移動制約（速度・距離）からヒトを解放し工業化を進展させた。一九八二年に日本でトフラーの『第三の波』が翻訳出版されてから四〇年が経過した今、情報テクノロジーがわれわれの日常生活をより豊かに変化させ、個々の価値観を大切にする社会システム構築の可能性を強化している。しかし他方では悪い活用のされかたによってさまざまな社会問題が引き起こされてもいる。

ネットにアクセスさえできれば、そこには多様な情報があふれている。人々は強力な検索エンジンを有するツールで欲しい情報を収集しながら、それらの関係性を分析し思考を深めていく作業が効率的にできるようになった。このような環境をうまく使えばヒトは賢くなるはずだが、使い方を誤ると毒薬にもなる。私たちはすべてのヒトが幸せになれるように新しいテクノロジーを使わねばならない。そして誰もがそのための方法を学習する必要がある。

こうした点に留意しながら、二〇〇年前に生まれた近代看護の創始者ナイチンゲールにより、その時代の技術的制約の中で提示された看護が、長い時を経てどのように実現してきたかを振り返ってみたい。また、さらに今を乗り越えて未来の看護を設計し実現するために求められていることは何かを考えたいと思う。

産業革命

一七六〇年代、イギリスはライバルであるフランスに先んじて産業革命を開始し、世界に先駆けて達成していた植民地支配でより有利な立場を占めていた。これら植民地でのビジネスのために中産階級の結婚適齢期にある男性が多数移民として海外へ出ていったことから、本国では対象年齢の中産階級の女性人口が同男性人口を過剰に上回る時代が続いた。

それまで「家庭の天使」とされ、経済的に男性に全依存していた知識と教養のある女性が、生きるために適切かつより品位ある職業に就こうとする時代が始まった。これに値する職業は従来家庭教師のみであったが、この時期から事務員・仕立屋・速記者などになる者が増えてきたという。だが悲しいことにその中で看護師は評判がよい職業とはいえなかった。それでも、ナイチンゲールはなぜ看護師を選んだのか、またその仕事を近代看護へと変化させた原動力は何だったのだろう。改めて彼女が生きた前後の時代について情報を集めてみた。

恵まれた環境で個別教育を受け、数学に強い興味を抱いた賢い女性であったナイチンゲールが、社会貢献性のある仕事として、また女性の社会進出として選択した職業が（女性が医師になることは想定外だったためか）看護であった。さらに彼女は、看護が包含し関係する多様な要素（子どもや傷病人・栄養・生活環境・家庭内衛生・公衆衛生・病院建築・病院経営）へ働きかけることや、それらを科学化することの重要性・必要性を感じていた。こうした社会的活動の中で女性が社会進出することによって、人々がより幸せになれることを確信していたのかもしれない。

　それはすなわち、植民地を支配する大英帝国で、第一次産業革命の時期に中産階級女性が男性に経済依存せず生きるための仕事の必要性に伴い、女性の社会進出が萌芽した。このようなイギリス社会の変化の渦中では、若くリスクを恐れない知性ある女性たちが独立心を持ち、自分の人生というものを大切にする生き方を選択し得た時代だったのだろう。そんな世の中にナイチンゲールは生きていたのだ。

　歴史の中には同じような女性がたくさん埋もれているのかもしれない。それは一般女性にチャンスを与える条件が重なった時代であり、一定の条件に恵まれた女性が目覚めさせられた時代だったのではないか。一八九八（明治三一）年、当時三四歳前後の津田梅子★[1]は、七九歳前後のナイチンゲールとの面会が叶い、そのときにナイチンゲールから贈られた花束を押し花にした。それが今も津田塾大学の津田梅子資料室に残されているという。二人の出会いが生花の押し花として存在していることに驚きを覚えるのは筆者だけであろうか。

　そのような、知性とエネルギーと社会正義感を有する若き中産階級の女性が、クリミア戦争を介し、傷ついた多くの兵士たちや権力と社会正義の心を併せもつ人々と出会えたのは、ナイチンゲールが有していた外向性によるものだろう。彼女は大きなリスクの渦中にいながら重要な機会をつかむ幸運さを持っていた。努力し続けることができる能力と、諦めずにチャレンジする修復力、原因分析力と課題解決力を基盤に人を魅了し引きつけるリーダーシップスタイルで、組織化と財務化を実現するパワーが彼女にはあった。

〝レジリエンス〟という用語は、もともと物理学で「外力による歪みを跳ね返す力」の意味で用いられるが、精神医学では「極度の不利な状況に直面しても、正常な平衡状態を維持することができる能力」と定義されている。[2]近年では、成人も含めた精神疾患に対する防衛因子、抵抗力を意味する概念として徐々に注目され始めている。

A・S・アーミッドは、「脆弱因子」と「レジリエンス因子」があるが、「レジリエンス因子」は「脆弱因子」のネガではないと提唱した。[3]「脆弱因子」を持っていたとしても、「レジリエンス因子」が十分であればそれが働き、深刻なことにはならないという。その「レジリエンス因子」には「自尊感情」「安定した愛着」「ユーモアのセンス」「楽観主義」「支持的な人がそばにいてくれること」が含まれるとも述べている。

筆者が電子カルテで利用する看護実践用語の研究をしていたとき、どうしても名詞になら

★1 つだ・うめこ（一八六四－一九二九）。日本の女子教育の先駆者で、津田塾大学の前身である女子英學塾を創立した。最初に海外へ留学生した女性の一人であり、欧米の学術雑誌に論文が掲載された初の日本人女性でもある。

なかったケア名称があった。それは「そばにいる」であった。このレジリエンス因子「支持的な人がそばにいてくれること」を、戦場において看護ケアとして存在させたのは、ナイチンゲールだったのかもしれない。

産業革命によって著しく変化する社会の中で、ナイチンゲールという強靭かつしなやかな感性を持つ女性がその時代性に反応し、看護のイノベーションに着手した。現在に眼を向けてみると、とろとろと歩んでいた日本でのＤＸがコロナ禍において一気に進み、今私たちはデジタル化社会におけるヘルスケアのイノベーションにチャレンジする段階にある。「そばにいる」という看護ケアの本質は今も同じだが、そのケア提供をどう実現できるのかをめぐっては事情が異なる。医学の進歩によって、入院患者に必要な看護業務は複雑多様化しているが、ヒトは変わらず「そばにいる」という看護ケアを求めている。そうした困難の中にあっても、私たちはナイチンゲールの時代にはなかった情報技術の革新を活用できる時代に生きている。筆者の研究成果を実装するチャレンジは、ここにあると言うこともできる。

ナイチンゲールは、それまで評判がよいとは言えなかった看護に二〇〇年前というタイミングで分水嶺を引いてくれた人物であった。看護師という医療専門職のよりよいあり方・生き方が、この二世紀の間に模索され続けてきたわけだが、さらにもう一皮むけて、社会から高く評価され求められる、頼もしくスマートな専門職業として再設計される必要があると筆者は考える。

新たなテクノロジーを用いた看護のイノベーションは、いかなる形で何をもたらすのだろうか。筆者自身は、自分を大切にしてもらえたと感じ、ときには感動をもたらすような卓越した体験を患者にもたらし、カスタマーデライト（期待以上の価値）を生む、組織的なエクセレントサービス（優れたケア）を提供できる看護を目指したいと思う。また、そうした価値を担う看護師が、組織内権限に見合う給与を確保し、魅力的な職業の上位に挙げられるようになればと願う。そのために、ナイチンゲールに負けないイノベーションを皆で実現したいと考えている。

女性の社会進出

先述したように、当時の女性たちにとって大きな転機があった時代ではあったが、封建的な色合いが強かったヴィクトリア朝のイギリスは、たとえ上流階級出身であっても女性の社会的地位は低く、一般社会で活躍することなど考えられない時代だった。ナイチンゲールが最も興味を抱いた学問は数学だったといわれ、一番の理解者であった父が個人講師をつけて学ぶことを許可したおかげで、彼女がのちに駆使した衛生統計のもとになる能力が養われた。

ヴィクトリア朝時代の貴婦人には、貧しい人を訪ね、食物や薬を与える習慣があった。自宅で医療を受けるのが当たり前の裕福な家庭に育った彼女も母に連れられて、屋敷近くの村へ出かけていき、村人の死に遭遇して「病院」の存在を初めて知った。当時の病院は汚く不潔で悪臭が漂っているのが普通であった。人一倍広い視野と高い感受性を持った若き女性であったナイチンゲールは、彼らの置かれた格差の実態に疑問を抱き、貧しい人々の生活に強く感じ入った。一八四二年の大飢饉の際に中産階級の女性たちが行う慈善訪問に同行したナイチンゲールは、徐々に人々に奉仕する仕事に就きたいと考えるようになったといわれる。高い教養によって養われた感受性が、貧しい農民の悲惨な生活に何度も触れたことで、このような決意につながったのだろう。

ナイチンゲールにとって、自身の考えや行動を理解することが困難だった両親や姉との確執は相当なストレスだったが、それでも「私は三〇歳、キリストが責務を果たし始めた年齢。今はもう子どもっぽいこと、無駄なことはしない、愛も結婚もいらない。神よ、ただ自分の意思に付き従わせてください」とその決意を日記に記したという。[4]

ナイチンゲールは三一歳の時、ドイツの病院付属施設カイゼルスベルト学園に滞在し、三カ月間看護婦としての専門的訓練を積み、イギリスに戻った後も独学で病院管理や衛生学を学ぶ。そして三三歳でロンドンのハーレイ・ストリートにある慈善病院に就職し、監督者となった。

一八五三年にクリミア戦争が勃発し、新聞の戦況報告から事態を問題視した戦時大臣シドニー・ハーバートは、当時頭角を現していたナイチンゲールに従軍を要請した。ナイチンゲールは職業看護師一四名とシスター二四名を引き連れて戦地に赴いた。スクタリの病院では、女性の活躍を拒む軍医から病棟への出入りを拒まれるなどの嫌がらせを受けたが、トイレ掃除の名目で院内へ入り込み、機が熟すのを待った。そのうちにヴィクトリア女王からの手紙が病院に届いたことでようやく活動が可能になり、看護師たちの献身的な活動が始まったのだ。これも彼女が経験したリスクと機会の一例である。

ナイチンゲールは「ランプを持つ貴婦人」として戦士たちの心を癒やし続けた。暗闇の中で、誰にも知られずに自身の存在がなくなってしまう恐怖にあえぐ彼らにとって、貴婦人が自分を気にかけ、寄り添ってくれていることは、すなわち「そばにいる」という看護ケアによって、自身の存在価値を高め大きな安堵が得られるという、大きなカスタマーデライトを生んでいたのだといえる。

具体的には、以下のような事柄がナイチンゲールによって成し遂げられたのだった。

- クリミア戦争に従軍し、兵舎病院の衛生改善に努力し、戦士の死亡率低下に貢献した。
- 陸軍の衛生改善に協力した。
- 看護に初めて統計学を持ち込んだ（データの視覚化を行った）。
- 戦士の死因は、戦創よりも、不衛生な環境・処置による感染が原因であるという知見をもたらした。
- 多数の著書を残した（『Notes On Nursing ――看護覚え書き』は、看護教育の古典となっている）。

しかし、筆者はナイチンゲールの魅力として、これら数多くの看護業績を超えた以下の事柄についても指摘したい。

・二〇〇年も前に実践された女性の社会進出。
・たゆまない努力と機会を逃さない行動が起こした、奇跡のような変化。
・既存の知見にとらわれず、科学的視点で実行したイノベーション力。
・個人の努力ではなく、「組織化し財務力をもって持続的に向き合うことの重要性」を常時指摘した姿勢。

遠いアジアの国からやって来た津田梅子の面会を受け入れたとき、梅子が日本の女性が置かれている現状と展望について伝えると、ナイチンゲールは「イギリスも全く同様だったのです。四〇年前、女性たちは本当に限られた生活しか送れず、親は娘たちに結婚だけを期待していました。私の母のときはそうだったのです」と語った。[5] ナイチンゲールから贈られた花束を押し花にして日本に持ち帰りながら、梅子がどのような気持ちを抱いていたか、まだまだ女性が生きにくい社会だと感じている今の女性たちにも理解ができるであろう。

ナイチンゲールが患った病の正体

ナイチンゲールはクリミア戦争からの帰国後、現地で発症した病気が慢性化し、衰弱していくという厳しい生活を送った。罹患と症状の変遷を整理すると次のようになる。[6]

一八五三－五六年（三三－三六歳）　クリミア戦争に従軍
一八五四年（三四歳）　スクタリの野戦病院へ赴く
一八五五年（三五歳）　クリミア熱発症
一八五六年（三六歳）　クリミアの野戦病院から帰国
一八五六－五七年（三六－三七歳）　不眠症、食欲不振、食べ物を見ると吐き気を催す、貧血、神経質、さらにその後二五年間続いたうつ病
一八五七年八月（三七歳）　最初の激しい発作が起こり、これらの症状が悪化して妄想、頻脈、動悸を伴うようになった。
一八六九年八月（三九歳）　二回目の激しい発作が起こり、失神、呼吸困難、衰弱、消化不良、顔や手の紅潮などの症状が追加された。
一八六一年（四一歳）　さらに三回の発作を起こし、最後には神経性振戦が発生した。
一八六一年末（四一歳）　新症状による重篤な発作：歩行不能（橈骨炎とそれに伴う重度の麻

痺)、以後六年間寝たきり、激しい脊髄痛(脊椎炎)

一八六三－六六年(四三－四六歳) 胸痛と痙攣による関節痛(右肘)、呼吸困難(肋軟骨関節の関節痛、または脊椎炎に関連する筋肉の痙攣の可能性)。

一八七〇年(五〇歳) 以降これらの症状はほとんどなくなったものの、激しい頭痛と不眠に悩まされ、無価値感や失敗感といった、うつ状態が続いた。

一九一〇年八月一三日(九〇歳) 死去

一九九五年のBMJに掲載された、元ウェルカム財団主任研究員D・A・B・ヤングの症例報告論文[6]は非常に興味深い。この文献を読むまで、ナイチンゲールのスクタリでの博愛的活躍と、帰国後の気難しい冷徹な性質が相矛盾しているように感じて、筆者にとってナイチンゲールは理解しがたい人物だった。しかしヤングはその症状や当時の状況から、彼女が当時よく知られていた地中海熱あるいはマルタ熱と同じあり、さらにブルセラ症[★2]に属する病を患っていたことを明らかにし、ナイチンゲールの人間的な性質の変化は、ブルセラ菌が体内で細胞内寄生虫となることで生じたものであることを解明したのだ。この感染がなければ、ナイチンゲールはその後もより壮大な活躍を遂げ、素晴らしい女性として時代を牽引していたであろう[7]。

ヤングの症例報告論文の一部を要約してみよう。

一八五六年にクリミア戦争病院から帰国した後、彼女は何度も病気にかかり、本人も友人も、医学者も一般人も彼女が死ぬのだと思った。一八五七年八月に初めて大きな発作に見舞われてから一八八〇年まで、彼女は病人として起きている時間のほとんどをソファに縛りつけられて過ごしていた。一八六一年のクリスマスに発作が起きると彼女は歩くことができなくなり、六年間も寝たきりの状態が続いた。

この几帳面でエネルギッシュ、そして好奇心旺盛な女性を苦しめた病気の性質は、当時もその後も満足に解明されず、彼女の死後、医学界では「神経衰弱」と診断された。これは現在では心身症に関連する症状複合体を表す死語であるが、衰弱、頭の痛み、食べ物を見ると吐き気を催す、息切れ、頻脈、動悸、心房細動など、彼女の病気の徴候や症状からすれば一見極めて合理的な見立てであるようにも思われる。

しかし、フローレンスが母親や姉との確執からくる不安神経症であるならば、その診断には欠陥があるといえる。例えば姉が一八五八年の夏に結婚して以降、フローレンスは母姉と離れて暮らしている。つまり症状の原因から遠ざかりながら、なぜその後の二

★2　波状熱、マルタ熱、地中海熱などとも呼ばれる。本来は家畜などの感染症だが、原因菌（*Brucella abortus* ほか）がヒトに感染し発症する。加熱殺菌が不十分な乳製品や肉からの経口感染が最も一般的。倦怠感、発熱、関節痛、リンパ節腫脹、中枢神経症状などに加え、合併症として仙腸骨炎、心内膜炎、肺炎、骨髄炎、膵炎の合併症などがみられる場合もある。未治療の致死率は五パーセント程度で、心内膜炎が死亡原因の大半を占める。（参考：厚生労働省ウェブサイト）

〇年も病人のままだったのか。さらに、不安状態が続けば知的能力の障害を来すため、明確に思考したり、適切な判断を下したり、効率的に学習し正確に記憶することができなくなるはずである。一八五七－六八年の闘病時代にフローレンスが示した有能な力は、そのことと大きな食い違いを見せている。

このような疑問に対して、私たちがより納得のいく診断を行うべき理由が二つある。第一に、病気になってからのフローレンスの振る舞いが、後世の人々からの評判や業績に大きな偏見を与えているからである。一八五六年八月にイギリスに帰国したとき、彼女は変わり果てた姿になっていた。家族や友人はその痩せた姿に落胆したが、陰気で興奮し、強迫観念に駆られていた彼女の性格の変化はそれ以上に周囲に強い印象を与えた。その後一〇年間、彼女はクリミアでの信念と同様に、愛と人道を目的として公衆衛生の向上と近代看護の確立に生涯を捧げたが、人間関係はよく言えば冷たく、悪く言えばひどく冷酷であった。彼女は自分に最も近い親類、友人、理解者に対し残酷かつ専制的で非難的な態度をとり続けたのだ。その理不尽さの真の原因が何だったのかを明らかにすべきだからである。

第二の理由は、伝記作家たちが彼女の人格の変化と、器質的な疾患の診断がつかないことに影響され、「ナイチンゲールは病気を利用して仕事や影響力を高めた」と評したり、仮病だと指摘したりする人さえいるからである。疑わしい医学的見解に裏付けられたこうした懐疑論を前提に、歴史家のF・B・スミスが「彼女は自分の目的のために健康について嘘をついた」と主張し、彼女の人格と評判、業績に対し野蛮で破壊的な攻撃の主要要素として利用したのも不思議はないだろう。

アメリカの微生物学者A・C・エヴァンスは、慢性ブルセラ症が証明された患者の中には、正しい診断が下されるまでに長い時間がかかり、判明するまでは、ほとんど必ず神経衰弱にされていたと報告している。フローレンス・ナイチンゲールの場合も同様だったと考えられるが、それでも一四〇年という診断の遅れは長すぎたのではないか。

誰でもナイチンゲール

二〇〇〇年後の今、ナイチンゲールが著作に遺してきたメッセージは、どこまで達成できているのだろうか。クリミア戦争から帰還後に一般女性へ向けて著した書籍が『看護覚え書き』の第一版だった。そこで彼女は「自然が患者に働きかける最も良い状態に患者を置く」その仕事を「看護」と呼んだ。翌年には看護師向けとして第二版が出版され、日本語に翻訳された。

『看護覚え書き』は一三の章で構成されている。[8] 筆者は、これらに厚生労働省標準となった「電子カルテのための看護実践標準用語（行為編・観察編）」をマッピングしてみた。第一章から一二章は看護行為編に該当し、以下のように対応する。

一．換気と保温→病床・室内環境ケア：室内環境調整
二．住居の健康→病床・室内環境ケア：室内環境調整
三．小管理→（記録・カンファレンス・申し送り）
四．物音→病床・室内環境ケア：室内環境調整
五．変化→リフレッシュケア
六．食事→栄養・食事ケア
七．食物の選択→栄養・食事ケア
八．ベッドと寝具類→安全ケア、循環ケア、病床・室内環境ケア
九．陽光→（病床・室内環境ケア：室内環境調整）
一〇．部屋と壁の清潔→（外部委託事業者による清掃）
一一．からだの清潔→清潔ケア
十二．おせっかいな励ましと忠告→心理的ケア

第一三章は看護観察編に該当し、観察マスターにはバイタルサイン、インテイク、アウトプット、自覚症状、系統機能別観察の種類の観察用語が整備され、共通の物差しとして利用されている。また、共通フレームとなる観察の観点を用いて観察用語をセット化した看護ナビコンテンツも多数整備され、デジタル化された標準看護計画として活用されている。

第一章から一二章までは、「看護実践標準用語（行為編）」、第一三章は、「看護実践標準用語（観察編）」でカバーされ、現在の日本の看護はそれ以上の多様な行為用語と豊かな観察用語を有しているといえる。つまり看護はこの二〇〇〇年で確実に進化した。現在日本で提供されている「行為」と「観察」に分けた看護実践用語のリストは、デジタル化できるよう電子カルテのためのマスターとして構築されている。カスタマーデライトを生むエクセレンスサービスとして日本の看護を設計するこれらの用語を、私たちが持っていることを忘れないようにしたい。

こうした共通の物差しづくりは筆者の研究成果の一つである。この標準用語を活用したチーム医療の効率化・良質化を実現するチャレンジとして、PCAPSデジタルコンテンツを搭載した臨床支援システム「チームコンパス」を株式会社ドクターズモバイルと共同開発し、奈良県立医科大学附属病院・東京臨海病院・大久野病院などで実装した。これによって、まず全入院患者に対する個別の良質なデジタル看護計画立案・デジタル看護記録を実現し、チーム医療の良質化に貢献し、記録の超過勤務を三〇〜五〇パーセント削減させた。当該システムを使用することで看護師の思考プロセスが良質化され、看護師の成長を支援できる。また次に、医師のための臨床支援機能の開発をしており、医療のエクセレントサービス化をめざしている。今、われわれはデジタルデータの生産と利活用に目を向ける必要がある。

現代を生きる看護師たちは、看護という職業をより高めるうえでナイチンゲールと同じかそれ以上の条件を有しているといえる。私たちは社会のために何ができるのかを考えていきたいものである。

参考文献

1 アルビン・ドフラー：『第三の波』、徳岡孝夫監訳、中公文庫、一九八二．

2 Bonanno, G.A.：Loss, Trauma, and Human Resilience: Have We Underestimated the Human Capacity to Thrive After Extremely Aversive Events? American Psychologist, 59(1)：20-28, 2004.

3 Ahmed, A.S.：Post-traumatic stress disorder, resilience and vulnerability. Advances in Psychiatric Treatment, 13 (5)：pp.369-375, 2007.

4 Cook, E.：The Life of Florence Nightingale, Macmillan, 1942.

5 中島敏郎・他：ナイチンゲールの越境4：ナイチンゲールが生きたヴィクトリア朝という時代、日本看護協会出版会、二〇二一年

6 Young, D.A.B.：Florence Nightingale's fever, BMJ 311, 23-30, 1995.

7 徳永哲：クリミア熱とナイチンゲール、人道研究ジャーナル2：一一六－一二〇頁．

8 フロレンス・ナイチンゲール著、小玉香津子・尾田葉子訳：看護覚え書き 本当の看護とそうでない看護、日本看護協会出版会、二〇一九．(Notes on nursing：what it is, and what it is not, [1st ed.] London: Harrison, 1859.)

第二章　ケアの未来に向けて

拡張する身体～ヴァルネラビリティとスポーツ科学

為末 大

為末 大　ためすえ・だい

Deportare Partners 代表／元陸上選手

一九七八年広島県生まれ。スプリント種目の世界大会で日本人として初のメダル獲得者。男子四〇〇メートルハードルの日本記録保持者（二〇二二年七月現在）。現在は執筆活動、会社経営を行う。現職のほか、新豊洲 Brillia ランニングスタジアム館長。Youtube 為末大学（Tamesue Academy）を運営。国連ユニタール親善大使。主な著作に『Winning Alone～自己理解のパフォーマンス論』（プレジデント社）、『走る哲学』（扶桑社新書）、『諦める力』（小学館文庫プレジデントセレクト）など。

二〇二一年夏と二〇二二年冬、コロナ禍のなかで二つのオリンピック大会が開催された。目に見えるところでは、映像中継や競技の判定・測定などにさまざまな最先端技術が導入されていたが、実際に競技を行う選手自身の身体に、テクノロジーは今どのように反映されているのだろうか。そしてそれは未来の人間の心と体、健康の概念をいかに変えうるものなのか。アスリート当事者である為末大氏の身体論を手がかりに、「弱さ」をも包含するこれからのスポーツの多様性について考える。

聞き手・宮川祥子

スポーツの公平性と選手の個性

宮川　二〇二一年の夏に東京オリンピック・パラリンピック大会が、二〇二二年には北京で同冬季大会が開催されました。競技の模様をテレビで観ていると、3D映像の技術やAIを駆使したリアルタイムでの情報表示など最先端技術が使われていましたし、順位判定や記録測定など、目に見えないところでもさまざまな最新テクノロジーが活用されているようでした。現在、選手自身の身体への反映についてはどのような状況なのでしょうか。

為末　化学物質を用いるドーピングを別にすれば、陸上競技などではとくに人とギア（道具）との関係がパフォーマンスに大きく影響します。僕自身も競技用の義足をつくるプロジェクトに関わっているのですが、現在の走り幅跳びのオリンピック世界記録は八メートル九五センチであるのに対し、パラリンピックは八メートル四八数センチまで到達しています。あと五〇センチ足らずで追い抜くのです。

こうなると、むしろジャンプの踏み切りでは義足のほうが有利だという声も上がってきますが、助走の走り始めは義足のほうが明らかに遅いため、どちらのほうが本当に有利なのかは議論の分かれるところです。二〇一二年のロンドン大会で、両足義足のオスカー・ピストリウス選手が初めてオリンピック陸上競技に出場したときは、まだそうした議論は広がりませんでした。当時は義足に優位性などなく、明らかに不利だという前提だったのです。それが近年のテクノロジーの進歩と選手の競技力向上によって状況が変わってきました。

人と義足の関係についてもう少し話すと、選手が新しい義足を装着したときに「履きにくい」と感じた場合、ただ慣れていないせいなのか、それとも本当にその人に合わないのかがよく判断できないんですね。例えばガラケーを長く使っていた人が、初めてスマホを持つと「使いにくい」と感じた。でも慣れればむしろ便利と思うかもしれないし、いくら使っても馴染めないかもしれません。また、義足を履くことでその人自身の能力や生活が向上したり、道具自体がさらに進化したりすることも起こり得ます。「その人に合う」ことをどう捉えるのかは難しい問題なのです。

話を戻すと、東京オリンピックでは体操競技のジャッジでＡＩが取り入れられました。例えば足の伸びを評価する指標はこれまで「よく伸びている」「やや伸びている」「あまり伸びていない」という三段階のみでしたが、今大会ではあらかじめ入念なヒアリングを実施して身体角度の基準値を定め、３Ｄセンシング技術を介して選手の動きをＡＩが直接解析する技術が用いられました。数値的な基準が導入されジャッジがよりフェアになったのは確かですが、例えば以前僕が歌手の友人とカラオケに行って、その人が自分の持ち歌を歌うと機械判定の点数が低く出たことがありました。録音されたとおりでなく自分なりに表現を加えたせいでしょう。そこでもう一度ストレートに歌ってみると今度はよい点数でした。

つまり、オリンピックの採点競技でＡＩによるジャッジが主流になれば、選手は「ＡＩがよしとする動作」を予測し、そこに自身の技術を合わせていくようになります。もちろん

ＡＩが「選手の表現」まで読み取ることも可能でしょう。でもチューニング次第で選手側がＡＩに評価される動きに変えるケースも出てくるはずです。もし、フィギュアスケートのように顔の表情などの印象が評価につながる競技で、無表情なほうが機械的によい点が出てしまったら、競技自体のエンタメ性が失われて発展が止まってしまう恐れもあります。

宮川　ＡＩの導入がスポーツを無味乾燥なものにしてしまう恐れがあるのですね。

為末　公平性を突き詰めるためには、高度に同じ条件・同じ基準で人を評価する必要がありますが、一方で競技を観る側は「その人らしさの競い合い」のようなものも期待しています。スポーツにおける公平性と選手の個性をどう両立させていくのか、私たちは今とても悩ましいところに立っているのです。

例えば、陸上競技での基本的な価値観は、より速く・より遠く・より強く、です。決められた状況で、とても厳密なルールのもとに公平な条件で戦っているため最適なものが何かを導きやすい競技なのです。つまりそこにはいつも「正解」がある。これらを「スタジアム型の競技」と呼ぶなら、一方で例えばサーフィンのような競技では、ある波に合わせた計算的な動きができても、毎回違う波が来れば通用しないためその場で臨機応変に対応しなければならず、評価も余白を持たせなければなりません。毎回同じ波が来るように設計することもできません。そういう世界では、僕たちのようなスタジアム型の価値観や公平さをどう保つか気になってしまうのですが、むしろその部分に人間っぽい営みがあると思うのです。

宮川　さまざまな場にテクノロジーが導入されることで、ものごとの本質が人間に突き付けられているように思います。例えば昨今のコロナ禍で大学の授業やカリキュラムがオンラインへシフトしていくなかで、リアルタイムで学生に教えるのと録画を見せることとの差が曖昧になっています。放送大学とどう違うのか？　教育用のDVDを各自で見るのではいけないのか？　YouTubeで得られる無料の知識とどう区別するのか？　といったことを考えさせられ、改めて大学教育とは何なのだろうという問題が持ち上がってくるのです。スポーツ界でも同様に情報技術からのそうしたリフレクションが起きているようですね。

為末さんご自身は、こうした流れによってスポーツの世界がどのように変わっていくと思われますか？　あるいはどうなることが望ましいとお考えでしょうか。

為末　少し遠回りですが、そもそも現代スポーツの背景には古代ギリシャ文明があります。あえて言い切ってしまえば、そこには「二〇歳の健常な男子を競い合わせる」という枠組みが存在しています。現在、障害を持つ人たちが行うスポーツも健常者の種目を転用していますから、仮に原点に戻り、従来のスポーツが何もない状態で違う価値観からやり直せば、もっと別の競技のほうが面白いという世の中になっていたかもしれませんね。車いすバスケットボールだって、バスケットを原型にしているので、ゼロから考えれば車いすを使った今とは異なるスポーツが開発されていたかもしれないのです。

他にも、古代には男性同士が国別対抗で陣取り合戦をしたり、格闘したり走ったり跳んだりする競技が主流で、身体の柔らかさや美しさを競うスポーツは極端に少なかったのです。でも、例えばもし女性がかなり早い段階で競技者として加わっていれば、柔軟性や動きの繊細さを競う競技がもっと増えていた可能性はあるでしょう。競争の概念すら変わっていた可能性もあります。

もちろん現在でも多様性はみられます。バスケットやバレーボールでは基本的に身長が高い人のほうが有利ですが、体操などの回転系の競技だと身体が大きくならないほうが回しやすくて有利です。なんなら年齢が低くまだ未熟な体型のほうがよりうまくできたりもする。臨機応変に戦うことが求められる種目では、むしろ計画どおりやる人間のほうが不利なこともあります。体操選手にとって鉄棒はいつもそこに固定されたものだから、事前に演技の一部始終を綿密に計画しますが、スケートボードなどのハーフパイプ種目では雪質も変わりますし、ジャンプ後に毎回着地すべき位置がよくわかりません。その時々の体勢から次の技へ行くかどうかを、都度ジャッジしなければいけない。そのような巧みさを競うスポーツが増えていくことで、能力の多様性やアスリートとしてのすごさの幅が世の中に広がっていくといいなと思います。

今はまだ評価する側にステレオタイプがあると、そうした価値観をうまく受け止めきれない状況だと思います。伝統的なオリンピック・スポーツに取り組む人の中には、「公平性をどう担保するのか」と疑問を感じる方もいるでしょうけれど、見方を変えれば現状のほうこそ一つの物差しがきっちりと入りすぎているかもしれないですよね。

身体と環境の間で遊ぶ

宮川　そうした新しいスポーツの特徴は、従来的な人間の身体能力だけでなく、人と世界とのインタフェース（境界面・接点）部分に着目することなのかなと思いました。私は災害看護における「減災」というアプローチを研究しているのですが、災害にはシステミック・リスクという概念があります。これは「リスクは単体で存在するのではなく、複数のリスクとリスクがドミノ倒しのように次々と連鎖していく」という捉え方です。この問題を考えるときに重要なのは、多様な物ごと同士には必ず境目や間を取りもつインタフェースがあり、それらをどうマネージするかという発想です。それはスポーツも含めこれまで私たちが目を向けてこなかったさまざまな社会全体の事柄に共通する課題なのかもしれません。

ナイチンゲールに引き寄せてみると、彼女は戦場で傷ついた兵士が野戦病院で次々に亡くなっていくのを目の当たりにし、治癒と死亡の間にあった大切なことに気がついたんですね。怪我の「治療」だけでは助けることができなかった状況には、いったい何が足りなかったのか。それは自己治癒能力を高めるためのさまざまな環境要因に目を配ることでした。これを解決する行為を「看護」と呼ぼうと考えたのがナイチンゲールでした。そうして見ると彼女はいわゆる「白衣の天使」よりも、むしろ当時の社会的なニーズを発見し名前をつけたソーシャル・イノベーターだったと言えるかもしれません。

為末　スポーツ界にいる人に「スポーツとは何ですか」という質問をすると、皆それぞれに違った回答をすると思いますが、私自身の定義は「身体と環境の間で遊ぶこと」です。あまり一般的なスポーツ観ではないかもしれませんが、その視点で眺めると、社会の中でスポーツではなく遊びと捉えられている領域もスポーツに含まれてくる。勝ち負けにとらわれず、楽しさを追求した世界が見えてくると思うんですね。

宮川　そういえば以前、私の同僚だった整形外科医が「スポーツは体に悪い」と言っていました。非常に印象的な言葉だったんですが、スポーツにおける怪我というのは、その身体と環境との間に何かミスマッチが生じて起こるのでしょうか。

為末　それはスポーツを極めていくと、動きに多様性がなくなるからだと思うのですね。例えば、陸上選手は地面への着地を大量に繰り返します。同じことを繰り返すためにアキレス腱や膝や腰など局所に負担がかかり、経年疲労が起きその結果怪我をする。おっしゃるように、とくにオリンピックレベルの選手がやっていることは「体に悪い」と言えるでしょうね。

宮川　そうした中で怪我を防ぐことは、すべてのスポーツ選手にとって大事なお仕事の一つですね。そこにテクノロジーが寄与できる可能性はあるでしょうか。

為末　まず自分自身にとって自然でニュートラルな状態があり、そこに対し偏っていったときに、どこかで閾値を超えて怪我をするという捉え方をしてみます。そうだとするなら血液検査で疲労度を測定したり体重の増減を見たり、関節の柔軟性などのデータを高度に抽出することで偏りにより早く気づけることはあるでしょう。

もう一つは、先ほど話した計画的な動きが求められる競技ほど、同じ動きをひたすら繰り返すトレーニングがつきものです。例えば野球の素振りもそうですね。試合でのバッティングは一球ごとにピッチャーに合わせる必要があり、毎回動きを変えなればいけませんが、それによって身体の多様な動きが生まれているのです。そうしたトレーニングの単調さを回避するために、テクノロジーを用いてランダムさを組み込む設計が可能ではないかと思います。現在でもバランスボールの上で行うトレーニングをしたり、クロストレーニングといって自分の専門と違うスポーツのトレーニングを行ったりします。そうやって不確実な要素を組み入れています。

宮川　技術がより進歩すれば、装置が小型化したり非接触でも高度な測定が可能になったりして、成長期の高校生などの怪我を防止できる可能性が期待できますね。

為末　体重に神経を使うようなスポーツをする人なら頻繁に体重計に乗りますよね。そのときに自分がどこに体重をかけているかを画面で確認できれば、どちらかの足に重心が偏っていることに気づきます。立位の姿勢を無意識な状態でフィードバックしてくれる仕組みで、それほど高度な技術は必要ありません。重心の体温計のようなものですね。既存のアプローチを日常の中に組み込むようなアイディアを考えるほうが、実際の体調管理や怪我の予防には向いているかもしれません。

宮川　家庭用のゲーム機にもそうした機能がありましたね。

為末　まさにそういう発想です。

宮川　こうやって座っている姿勢にも偏りがあるので、座面の下に圧力センサーを敷けばダイナミックに分布が得られます。私は褥瘡予防のためのクッションやマットレスの研究もしていますが、深めれば深めるほど身体についてわからないことばかりだと気づきます。例えば人にとって「柔らかい」ってどういうことなのか。ヤング率（弾性率）という計測値はあるのですが、性質自体を的確に定義することは難しい。しかも人間自体がいわば柔らかいゲル状にできているから、そのゲルっぽい身体と柔らかいクッションが当たったときに両者の間でどのような力学が生じているのか、実はまだよく解明されていないのです。疑問ばかり出てきて非常に面白いのですが。

為末　パラリンピアンの身体と義足が接するソケット部分は、熟達した装具士さんがつくると断端部に当たらないんです。3Dプリンターを用いる方法も何度か試みているのですが、装着した途端に当たってしまう。装着するとどう変形して体重がどこにかかるかということには、とても感覚的な塩梅が必要なようです。

宮川　先ほど義足の「履きやすさ」の話をされていましたが、パラリンピアンだけでなく義足で生活する多くの人がフィットの問題で困っているんです。そうしたニーズをテクノロジーで埋めることは、非常に大きな社会的チャレンジだと思います。

為末　マラソンランナーのインソールも似ていますね。長い時間繰り返し着地するうちに競技の前半と後半では足の変形の仕方が異なってくることも考慮する必要があります。効率よく走るためには心地よさだけではだめですし。しかも、そうした局所的なフィットと、競技をする身体全体を捉えたうえでのフィットが持つ意味もまた違うのです。例えばスピードスケーターの顎は、たいてい右側に少しずれているんですよ。カーブで傾くことが多いため、それに最適化しているのだと思います。僕が現役時代にスポーツ選手の間で歯科矯正が流行したことがありました。噛む力が競技力に影響するからですね。しかしスピードスケートの選手が治療をすると競技力が落ちてしまったんです。要するに彼らは身体的にアンバランスな状態になることで高いパフォーマンスを保っていたわけです。このように何が最適なフィットかについて考えることはとても多面的です。

身体に蓄積された経験知

宮川　もともとアスリートとして活躍されてきた為末さんが、今はスポーツを通じた人々のウェルビーイングに高い関心を寄せておられます。このシフトは一体どういうことだったのでしょうか。ご自身としてはあくまでスポーツの延長上にそれがあるのか、それとも何かをきっかけとしたジャンプがあったのでしょうか。

為末　競技者には選手によってさまざまな動機があって、僕は競技をしながら最終的に人間を理解したいという気持ちが強いことに気がつきました。身体の動きだけでなく心にかかわること、例えばどんなときに人はモチベーションが湧き、どういう状況でエラーが起きるかなども含めた人間のあり方です。

振り返ると、僕の競技人生はある意味で自分を使った人間観察の期間でした。毎日練習を重ねる中で調子のいいときが来て、やがてそれが本当にすごいピークを迎えた後、引退しセカンドキャリアで大変な思いをしてボロボロになる選手も中にはいます。調子の変遷も一様ではなく、短期間のめざましい好調と長期間続く好調とでは競技人生のあり方も大きく変わってきます。そのように自分も含めたいろいろな選手の人生を長い視点で見ていくと、果たしてトップ選手になることは幸せであると必ず言えるだろうか、と考えることもあります。

僕自身の考えでは、自分個人の身体やこころと周辺の環境との間で調和が保たれていて、そのことを自覚的に把握し、変化に対してもうまく適応できるような状態が望ましいのではないかと考えています。それはその後の人生ともつながっていて、例えば引退後に社会に出て他者と関わる中で、個人が個人でありながらコミュニティ全体の一部でもあるというバランス感を自身でしっかり捉えることが、結局は幸福になることではないか。そんなふうに思っています。

宮川　心の問題は、アスリートが競技の場でメンタルを整えるうえでも大変重要ですね。そこにテクノロジーはどのように関わっているでしょうか。

為末　高い集中状態は試合のときしか出ないものですから、それを日常的に体験するにはどうすればいいかというのが一つの大きな課題です。この集中状態の究極が「ゾーン」と呼ばれるものです。例えばVR技術を使って一七〇キロメートルくらいの速度の球を体験すれば、本番の集中状態に近いような負荷がかかるのではないか、などの仮説のもとでトレーニングが行われていたりします。

宮川　動体視力のような知覚にまつわる訓練ですね。

為末　そうです。慶應義塾大学の加藤貴昭さん（環境情報学部教授）が行った有名な実験があります。サッカー選手にある試合の情景を秒単位の動画で見せて次の動きを当てさせるのですが、最初は三秒程度の長めに設定し徐々に短くしていきます。すると初めのうちはプロのトップ選手でも高校生でも正確に予測できるのですが、動画が短くなってくると正解率にだんだん差がついてきます。つまり、トップ選手と一般人の違いというのは、単に正確な判断ができることではなく、非常に短い時間で複雑な状況をいかに正確に判断できるかどうかではないか、ということが示唆されました。プロ選手は経験を積むことで予測能力を培っていると思いますが、このようにアスリートにとっての「目の良さ」というのは、ある種の無意識による意思決定に近い状態を言うのかもしれません。

宮川　抽象的なパターンで認識している可能性もありますね。全部を見ているのではなく、どこか大事なところだけを抽出しているのかもしれません。

為末　そうですね。眼球の動きを追いかける別の研究でも、スポーツの熟達者ほど視線に変化が少ないことがわかっています。陸上の場合、良いコーチは選手の手足よりも骨盤の辺りを中心としてぼんやり全体を眺めていますが、経験が浅い人ほど手足などあちこちに視線を向けます。つまり、熟達者はその競技における視覚情報全体のバランスから、重心点のようなものを見つけてそこに集中し、あとはぼんやりとした周辺視野を眺めておくだけで、何となく次に起きることを経験的に予測しているようです。

宮川　先ほどのハーフパイプの話も、着地する場所の凸凹変化などの情報を一瞬で捉えて、同じようなことをしているのでしょうね。

為末　おそらくそうでしょう。視覚だけではなく音などの情報も結構重要のようです。例えば卓球選手は耳を塞いで競技をすると少し下手になるんです。ラケットの打撃音が聞こえないだけでボールの動きが予測できなくなる。意識をしていなくても我々は想像以上に耳や肌から情報を得ていて、次に何が起こるかを身体全体の経験知から予測しているんだろうと思います。

宮川　看護の世界でも、同じようなことに注目しています。看護師が病棟で患者の異変を察知するとき、何が気づきの原因になったかを言葉にできないことが少なくありません。相手の表情なのか、手で触れたときに感じた体温の変化なのか、もしくは皮膚の湿り具合や匂いなのか。おそらく複合的なのだと思いますが、看護師が全身で「いつもと何かが違う」と感じとることで異常の早期発見につながるのです。やはり経験の長い熟練者ほどそうした能力が高く、教育を通して学生や若いスタッフに伝えようとしてもなかなか難しい。普遍化して教科書に書けるようなことではないのです。

為末　意識には上がらないけれど、いろいろな情報が入ってくるんでしょうね。過去の経験から「これは違うぞ」っていうアラームを鳴らしている。

宮川　そう考えると、特定の何かを見ているというよりも、むしろパターンからの逸脱のようなものをキャッチしているのかもしれないですね。

為末　すごく面白い経験があります。リカルド・アウベスというブラインドサッカーのブラジル代表選手とプレーをしたときに、「フェイントはどうだったか」って彼が言ったんです。目が見えないのにどうやって？　と普通は思うでしょう。リカルドはそれを音と気配でやるんだって言いました。自分が右に行こうとすれば、相手はその意思を察知するから直前で方向を変えるんだそうです。

宮川　それは面白いですね。

為末　ボールの中に鈴が入っているし、敵陣ゴールの裏には目の見える「コーラー」というガイドがいるので、相手の意図が音や声の情報を介して伝わるのだと言っていました。だから、ある動作にもっていきながら直前で自分の意図を変えるんだと。

宮川　フェイントをかけるという意志を実行するというより、もっとメタレベルで起きている何か、いわば自分自身を騙して自分をフェイントするといった自己操作に近いものではないでしょうか。

為末　行為をするギリギリの刹那で気が変わることが組み込まれている。まさに意識の別の階層で行われているように感じます。現場で交わされる意思決定とは隔たれた、もう一つ上のレベルにある混沌とした領域のようなイメージかもしれませんね。

高揚と集中／意識と無意識

宮川　為末さんのツイートを拝見していて非常に面白かったのが、スポーツ選手が競技中に「集中」することと「気持ちを高める」ことの対比についてでした。どちらも必要なのだと思いますが、考えてみると両者は真逆の精神状態とも言えます。実際の現場ではそれぞれ一体何が起きているのでしょう。

為末　選手の主観的な報告しか存在しないので、どちらが良いかは結果論でしか言えないのです。例えば「ゾーン」だってそんなものは本当にあるのか、後づけで勝手に記憶を編集しているだけなのかもしれません。ただ、アスリートをタイプで分けると、自分を消して無我の境地に至ろうとする選手と、勝ちたい・達成したいという自分の欲求に染まり切ろうとする選手の両方がいて、どちらにも最高峰の選手が存在するように感じられます。これをどう表現すればいいのか僕にはわからないのですが、いわば一方は空っぽの器になろうとし、もう一方は〝勝てる自分〟を演じ切ろうとする。しかしその中間だという人はおらず、必ずどちらかに振れる印象があります。「座禅の世界」と「トランス状態」の違いのような感じでしょうか。

宮川　ラグビーの試合前にハカ（ニュージーランドの先住民マオリの伝統舞踊）で盛り上げるのは、後者の部類かもしれませんね。

為末　まさにそうです。土着信仰と密接なハカの世界と、東洋思想における明鏡止水の対比ですね。その両方が存在していて、両方とも優れたパフォーマンスにつながるのが不思議です。

宮川　それらを単純に西洋と東洋に分けてしまいそうになりますが、そうでもないのでしょうね。

為末　実際、マイケル・ジョーダン（NBA）のコーチだったフィル・ジャクソンは選手に禅を勧め、「興奮するな、とにかく冷めろ」と言って座禅させていたりしました。文化圏の影響ももちろん若干あるのでしょうが、もしユングの定義が本当に正しければ、外向性と内向性といった性格特性との相性や、チーム競技と個人競技の違いもあるかもしれません。

宮川　マインドフルネスなどのセルフマネジメントでは、意識や感覚の異なるレイヤーが自己と世界とのインタフェースとして機能することで、自身をさまざまにオーガナイズしているように思います。民族舞踊で用いる仮面などもそうしたインタフェースを可視化したものなのかもしれません。

為末　私という身体が起点となってことを起こしているのか、外部の環境も含めた全体の流れの中で私の身体はただ役割を果たしているのか、という感覚に近いのかもしれません。

宮川　グレゴリー・ベイトソンの『精神と自然：生きた世界の認識論』（佐藤良明訳、岩波文庫、二〇二二）でも、ニューギニアの土着民俗や統合失調症患者まで人間を幅広く参照しながら「人間の思考とは何か」について述べようとする中で、同様に意識のレイヤーについて言及しています。AかBかを決める意思決定の上にはルールを決める意思決定があり、さらにその上には自分がそのゲームに乗るのか下りるのかについての意思決定があると。

為末　ともかく、選手は競技の際に混乱や短気が起きないこと、あるいは躊躇や迷いを排除すること、シンプルな状態に自身を導こうとします。これはおそらく自分の意識の中にある複数の意思決定同士が、コンフリクトを起こさない状態を保とうとしているのではないかと思います。そこに至る道が選手ごとに異なるのかもしれません。

もしかすると、それは医療での意思決定における「納得」の状態に近いような気がします。南米系のアスリートへのインタビューを聞くと、「最後は運命を神に委ねる」と答えていることが多いんですね。それぞれの文化圏や自身の精神的な軸に依拠しつつ、どのようなアプローチを選ぶかは、さまざまな心の状態を試みて、うまくいったときのやり方を洗練させていく感じなのです。

宮川　スポーツにおける判断はもっと合理性ドリブンなのかなと思っていましたが、最終的・究極的な意思決定ではむしろそうした納得や腹落ち感のほうが重要なのでしょうか。

為末　さまざまだと思います。陸上競技には試合中の意思決定がほとんどありません。もし球技のようにその場ごとの判断が多かったり、サーフィンのように自然の中で行うような状況で無理やり計画どおりにやろうとしたりすると、完璧に歩けるプログラムだけを仕込んだロボットのようになってしまいます。転んでも横になったまま歩き続けようとする、そんな感じです。

すべてに共通して言えそうなことは、人間にはどうしても「こうしたい」という意図や、

「もっとできる」という欲がつきまといますが、そういうものをできるだけ放棄して、すべてを身体に委ねられるかどうかが問われているということです。それはどのような心境かといえば、ある種の諦念や欲の放棄によって平常心を保ち自然体で臨むことで、どのようにでも動けるように偏りなく心を中央に浮かべている状態、と言えるかもしれません。振り返ってみると、僕にとってうまくいかない場合というのは、「こうしてやろう」という気持ちが強すぎたり、「こうなったらどうしよう」という想像力が働き過ぎたりしたときなどが多かったですね。

宮川　ケアの現場には医師の治療のように明確なゴールがなく、すべての患者共通の「正解」もない中で、その人の心身や日常生活にさまざまな問題が起き、それぞれにうまくコントロールができたり、逆に全く手立てがなかったりする場合もあります。しかしその都度患者は意思決定をしたり、先ほどの意識のレイヤーの話のようにAかBの選択を迫られたり、選択肢自体を考え直してみたり、あるいはもう考えるのをやめたりというのを繰り返します。こうしたありようにスポーツとの相違点はあるでしょうか。

為末　お聞きして思ったのは、選手が怪我やスランプを経験したときに、目標と計画にどうしてもはまらなくなって悩む局面ですね。そういうときには計画がうまくいかないからだめだとか、怪我でこの練習ができないからだめだと諦めるのではなくて、その都度できることをなんとかするんです。年齢を重ねていろんな経験をしてくると、「そうきたならこれならどうだ」というふうに合気道のように合わせていることに気がつきます。自分と環境の間の調整を常にやっている感じですね。

宮川　人間というのは、つい決めたくなってしまったり、白黒のジャッジをしたくなったりするものですが、あえてそれをせずにその場にとどまり続ける、踏ん張る足腰のような感覚でしょうか。

為末　アスリートも、自分自身に意味を求めることに苦しみます。「これには何の意味があるんだろう」と。でも、意味などなくただそうなんだと思えれば耐えられることって結構あるような気がするんですよ。「どうして雨が降ったんだろう」と思わずに雨を眺められるように。粘り強い選手ほどそんなところがあって、一見無邪気っぽく見えたり、あまりこだわりを見せたりしない人に多いかもしれません。反対に「どうしてだろう」と考える選手ほど危機のとき崩れやすかったりするので、あまり物事には因果があると思い過ぎないほうがいいのかもしれませんね。

宮川　北京冬季五輪のフィギュアスケートで、羽生結弦選手が冒頭で四回転サルコーを失敗したとき、動揺を見せずに最後まで自分の演技を見事に滑り切りました。ジャンプの際にちょうど氷の上に穴があったことがミスの原因だそうで、本人は後からそのことを「自分の中ではミスはない。ちょっと氷に嫌われちゃったかな」と表現していました。競技中にどこまでそう意識していたかはわかりませんが、優れたアスリートには、ものすごい葛藤を瞬時に乗り切る自己回復力があるのかなとも思うのです。

為末　出来事の意味や自分自身のストーリーを失くして耐えられるほど強くもないのだと

思っています。多くの選手が「自分の競技人生はこんなストーリーなんだ」とか「これにはきっとこういう意味があるんだ」と考えたりします。でも、そのことと出来事一つひとつに因果関係を紐づけたり、頭の中で整理しようとし過ぎてしまったりしたら、とても耐えきれないでしょう。それはそれで流れていくようにしておくのです。

アスリートの人生に必要なケア

宮川　競技に全人生をかけていても、先ほどおっしゃっていたようにすべてのアスリートはいずれ選手としてのピークが過ぎてしまうわけですね。しかもまだ非常に若いうちに。そうして身体的にも精神的にも自分を追い詰めた結果、怪我をしたり自身の限界や挫折感を味わったりしたあとには、何らかの形での継続的なケアが必要とされているように思います。為末さんはご自身の会社 Deportare Partners のブログに「オリンピックを終えたアスリートの方へ」と題した共感にあふれるメッセージを記されていますが、こうした文章もまさにケア行為そのものです (https://www.deportarepartners.tokyo/blog/)。スポーツにおける広い意味でのケア、個別の肉体的なケアよりもっと包括的な意味でのアスリートのケアというものがあるとすれば、どのようなものだと思われますか。

為末　私もそうでしたが、戦闘態勢に入るときに自分自身にインストールするモードがあるんですよ。あるはっきりとした価値観、例えば「速ければ速いほうが良い」というシンプルで一貫した目的のためにすべてがあるのだ、などですね。世界一になるためにすべてを注ぐことで成功した選手の話なども、私たちの世界には溢れていますから、「やはりそうなんだ」とモデルが強固に形成されていきます。

それをやればやるほど、自身のアイデンティティや成功基準が、全部その一点に集中するので楽ではありますし力も出るのですが、それが達成できないかもしれないとか、もう維持できないかもしれないと思い始めたときに、積み上げてきたものがトランプタワーのようにガラガラと瓦解していきます。足が速いことがすべてなのに、日々足が遅くなっていくわけですからね。前半のモードが後半の人生の苦しみを生み出す感じでしょうか。そのときに必要なのは、自分の中で新しい物語を紡ぎ直していくことだと思います。

自身を取りまく周辺との関係を新しくし、アイデンティティを失ってしまった自分を受け入れてくれる安心な世界をつくり、自分自身で生き方のモデルを再び構築していく。そのときに僕が大切だと感じているのは、トランプタワーがきちんと崩れきることだと思います。自分ではもう踏ん切りがついたと思っていても、実は心の中にわだかまりが残っている状態だと、苦しさをいつまでも引きずってしまう。自分自身で「本当に終わったんだ」と思えれば次のストーリーを始めやすくなると思います。

僕の場合は引退した後、過去に何があったかや、これから何が起こるかなどは関係なく、今この瞬間だけにフォーカスして生きることに集中するようになりました。その中で、折に触れて「僕の人生はこういう物語なんだ」という新しいモデルをつくっていくようなイメージでしょうか。結果として、今は人の育成やチャレンジャーの支援に関わることに取り組んでいます。

宮川　アスリートにとってのレジリエンス、つまりセルフケアへのアプローチですね。農作物が芽吹くためには一旦畑を焼かなければいけないように、人生を展望したときに一つのキャリアを正しく終わらせるための手順がスポーツの世界にも必要なのですね。

為末　そうですね。

宮川　どうしてそのように意識されるようになったのでしょうか。

為末　アスリートは何か困難を乗り越えて達成する象徴ですよね。ですから余計に引退してから、自分の人生を変えにくいところがあるのかなと思いました。ただ、裏を返すとアスリートの見られ方が変われば、社会全体が変わるきっかけになり得るのではないかとも思うんです。ラグビーの選手会が中心になって活動している「よわいはつよいプロジェクト」(https://yowatsuyo.com/200928-2/) というものがあります。弱さを吐き出しにくい選手たちが率先して、つらいときはつらいと弱音を吐くことで、選手たち自身が心を健全に維持し長く競技ができるようになり、また、社会の中でも弱さを吐き出すことが受け入れられるようになることを目指しています。だから、強さの権化のようなオリンピアン自らが弱音を吐いていく必要があるのではないか、と思ったのです。

宮川　現在、キャリア育成などソーシャルな活動に取り組まれる背景にもそうした問題意識があるのでしょうか？

為末　誰もが自分にはまっているタガを外してより自分らしく、活力をもって自然体で生きることが望ましいと私は考えているのですが、現実には社会的な枠組みなどで抑制されている部分があるし、自分自身も心の中に取り込んだモデルが自分を枠に押し込めてしまっている面もある。例えばそれを個人の意識を変えることで変容していく方法もあるでしょうけれど、僕自身は社会の側にある大きな思い込みや決めつけを取り除いて、本人が変わろうとしても変わりにくい現実をなんとかしたいのです。人間の心がどうすればもう少し自由に、柔らかくなれるのか、そのために社会の側に引っ掛かっているものを取り除くことを考えたい。弱さを受け止めたうえでの新しいチャレンジの機会と、安心して居られる場所をつくっていきたい。そんなイメージでしょうか。

小学三年生のときにとても厳しい先生がいたんです。あるとき僕が何かで失敗したのを見て、その先生は怒るのではなく笑ってくれたんですよ。その瞬間、自分が自分に課していたハードルが下がった感じがしたのです。だから同じように、誰かが率先して空気を変えに行く役割を担うというのが重要なんだと思います。それによって人のふるまいというのはすごく変化するものです。

宮川　そうしたご自身の経験をメッセージにして届けるためのツールとして、メディアをとても上手に活用されていますね。

為末　自分という存在をどこに配置し、どうふるまわせれば社会全体の柔軟性を生み出せるか、今はそんなふうに考えています。最初は抵抗感がありました。というのも、僕らの世代はビジョンを掲げて社会を変えていくみたいな価値観が強い傾向があるから、引退してすぐの頃は自分もそのように思っていました。元アスリートでもありますしね。でも今となってはどちらかというと、人々が活性化する社会の土壌づくりに関わっていきたいと思っています。土が柔らかければ野菜も元気に育ちそうじゃないですか。

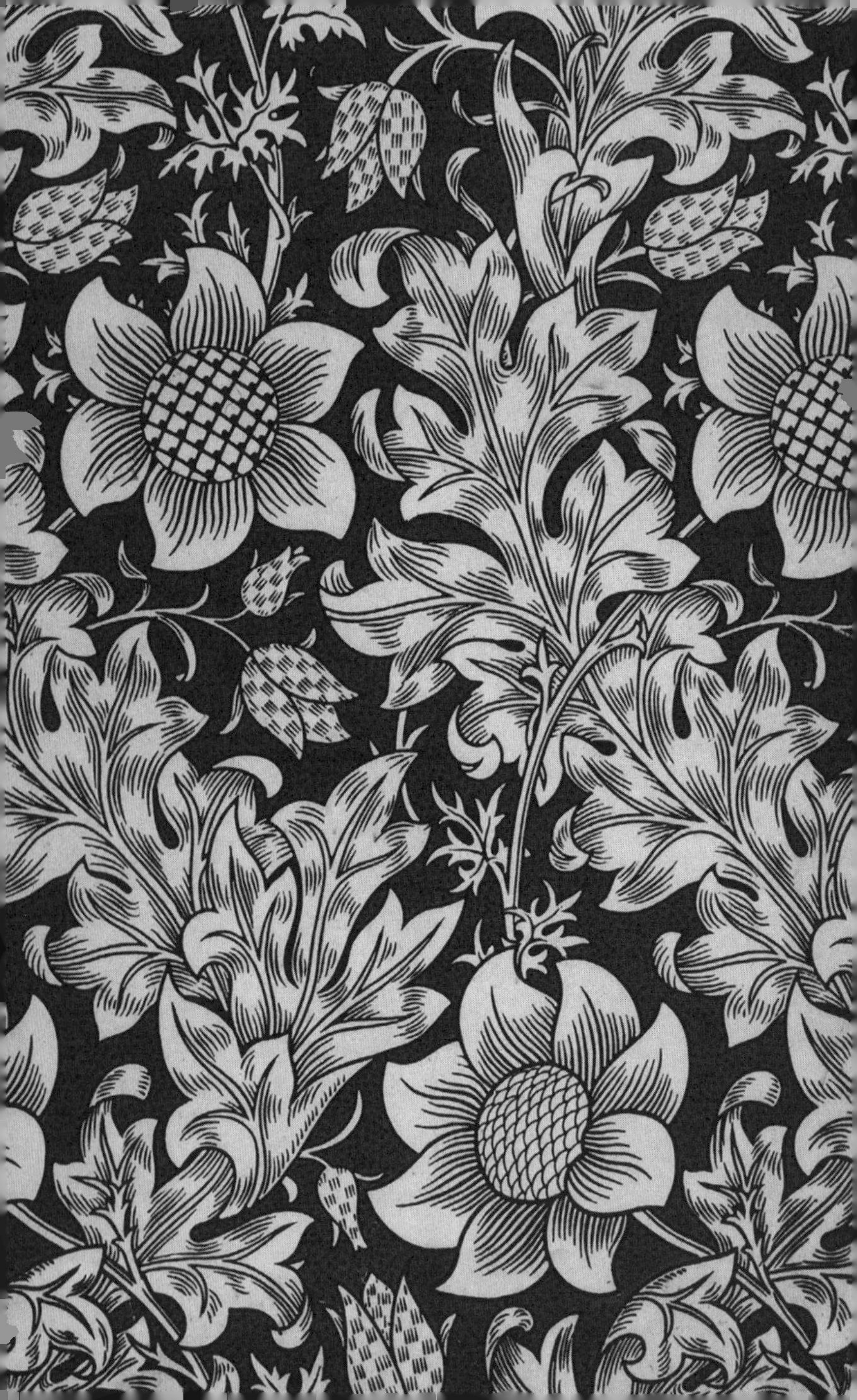

第二章　ケアの未来に向けて

物語の未来を取り戻す〜ゲームの世界とケア

三宅陽一郎

三宅陽一郎　みやけ・よういちろう
立教大学大学院人工知能科学研究科 特任教授
京都大学で数学を専攻、大阪大学（物理学修士）、博士（工学、東京大学）。九州大学客員教授、東京大学客員研究員・リサーチフェロー、日本デジタルゲーム学会理事、人工知能学会編集委員会副委員長・シニア編集委員、情報処理学会ゲーム情報学研究会運営委員。国際ゲーム開発者協会日本ゲームAI専門部会（チェア）。著書に『戦略ゲームAI解体新書』（翔泳社）、『人工知能のための哲学塾』『人工知能のための哲学塾 東洋哲学篇』『人工知能のための哲学塾 未来社会篇』（ビー・エヌ・エヌ新社）、『人工知能の作り方』『ゲームAI技術入門』（技術評論社）、『人工知能が「生命」になるとき』（PLANETS）など多数。

不完全で残酷なこの世の中で、個人が逞しく生きていくために人は日々世界とどのように関わっていけばよいのだろうか。哲学を手がかりに人間の心と身体のありようを追究するデジタルゲーム開発者の三宅陽一郎氏は、ゲームへの没入を意識と存在、過去と未来へのダイナミックな旅にたとえる。そこに見えてくるものは、意識以前の世界に自律する生命の原初的な豊かさ・かけがえなさ、そして人間という深い森が育む、生き抜くための物語とケアとの関係である。

「デジタルゲーム」と「ケア」

一個人の人間から見れば世界は矛盾に満ち、不完全であり、暴力に溢れている。そのような世界で人はいかに生きるべきなのかという問いは、現代の誰もが背負うべき課題である。我々がそこに生まれた意味を知り、安全な居場所を得て、少々傷つきながらも平和に毎日を生きる希望を十分に得られるなら素晴らしいだろう。しかし誰にでもつらい日々が続いたり、なかなか癒えない傷を抱えたり、不安の中で過ごす必要に迫られる時期というものがある。

エンターテインメントは、そのような日々の苦しさを人間自身の手で和らげるために存在する。なかでもデジタルゲームは、現実とは異なる物語の中に身を置くことによって、束の間でも重い荷物を降ろし、違う自分になって冒険させることで、新しい活力が得られるもう一つの世界を提供する。それは疲れきって危険な状態にある自分を守る、一時的な避難場所でもある。

人間は生まれながらにして現実と空想という二つの世界を与えられている。どちらも豊饒な世界であり、この二つを開拓することで我々の精神はより豊かになっていく。その相互作用こそが人類を進化させてきたとも言えるだろう。空想世界の開拓は、さまざまな芸術やエンターテインメントが担っているが、ゲームが他のメディアと異なるのは体験を与えるところだ。ゲームは受け身ではなく主体性を必要とする娯楽である。でも現実世界に疲れきってもうどこにも力が残っておらず、どう立ち上がったらいいのかさえわからないような状況で、自らの意思で参加を求めコントローラーを押させるなんて、ひどい、あるいは面倒くさいと思われるかもしれない。しかし物理学者のアインシュタインには次のような言葉がある。

人生は自転車に乗るようなものだ。バランスを保つためには、進み続けなければならない▼1（Life is like riding a bicycle. To keep your balance, you must keep moving.）

部屋の中でじっとしている、布団から出たくない、外の恐ろしい世界に触れたくない……。人はそういう気持ちになることがある。しかし、じっとしていることが一番楽でも、安全なわけでもない。「じっとしている」というのは、バランスが崩れたまま倒れていることでもあるからだ。そんなときにいきなり身を起こし、日常の中で活動などできない。デジタルゲームはそうした現実の手前にある緩衝地帯である。生活の負のスパイラルを正のスパイラルへ変換するための装置なのだ。

デジタルゲームは身体的運動をほとんど必要としない。指先だけでゲームの中にいるキャラクターの身体を動かすことができる。手指がうまく使えない人は特殊なコントローラーを利用する、既存のコントローラーを改造して足や肘・膝でプレイすることも可能である。そして何より、ゲームはやめたければいつでもやめていいし、またやりたくなったらやればいい。ゲームはいわば人が主体的に世界に関わっていくため、主体性を取り戻すためのリハビリのようなものだ。

デジタルゲームというものは続けて遊べるように面白くつくってある。一つひとつの作業をこなしていけば誰でもゲームを進行できる。玄人向けの難しいものもあるけれど、たいていはゆっくりとステップアップしていける学習カーブが仕組まれている。現実世界と違いゲームの中では努力が必ず報われる。ゲームはそんな「優しい世界」である。充実した現実と空想の世界を生きるために大切なのは、自分に合ったゲームを選ぶことであり、映画や小説と同様、心にフィットするゲームが誰にも必ずある。

デジタルゲームの開発者の嗜好もまた人それぞれだが、みんな一度はゲームをすることで幸福になったことがある人間ばかりだ。そのときの経験や感覚を多くの人々と共有したいと思って彼らはゲーム開発者になった。過去につくられた膨大な数のゲーム一つひとつに、そうした「人を喜ばせたい」という思いが込められている。ファンタジックなゲームにせよ、ホラーゲームにせよ、パズルゲームにせよみんな同じであり、異なるのは心のツボを押す場所だけだ。

意識と世界とデジタルゲーム

我々の自我は世界とともにある。自我は世界の一部でもあり、我々が捉えている世界は自我が感覚から得た情報・刺激をもとに再構成されたものでもある。世界と自己には双対性があり相補的な関係を持っている。つまりお互いなくしては成立し得ない存在なのだ。我々が新しい感受性をもってすれば、新しい世界を見つけることができ、逆に世界の新しい側面が人間に新しい感覚を開かせる。このことを十八世紀の詩人ゲーテ（一七四九－一八三二）は次のように言った。

> 人間は世界を知る限りにおいてのみ自己自身を知り、世界を自己の中でのみ、また自己を世界の中でのみ認識する。いかなる新しい対象も、深く観照されるならば、われわれの内部に新しい器官を開示するのである
>
> （『ゲーテ全集一四』「適切な一語による著しい促進」木村直司訳、潮出版社、二〇〇三）

しかし、ときに自我と世界は不調和になる場合がある。一方的に起こる世界の急激な変化や、我々自身の内面的な変化、あるいは思わぬ事件やイベントに直面するなど、さまざまな理由からだ。我々は世界を愛し、憎み、そこで笑い、泣きながら過ごしていく。そしてその世界から少し逃れたくなったとき、映画や小説やゲームに遊び、人間に与えられた現実とは違うもう一つの物語の世界へ赴いて、帰還するのである。そうすることで自分と世界の関係がリフレッシュされる。登山や冒険やお祭りなど、娯楽とはすべてこのような「行きて帰りし物語」なのである。

一見、自己と世界は分かれているように見える。しかし、自分の意識は世界を素材として造り上げられている。今日一日の自分を振り返ってみれば、具体的な物事が思い浮かぶだろう。一瞬ごとの自分の意識とは、常に「何か」についての意識である。読んでいる本、眺めている携帯、キーを打っているパソコン、ぼんやりと眺める遠くの風景など、「意識は常に何かについての意識」なのである。

現象学という哲学では、これを「意識の志向性」と呼ぶ。志向性はもともと、フランツ・ブレンターノ（一八三八－一九一七）が心理学の中で提唱し、現象学の創始者であるエトムント・フッサール（一八五九－一九三八）が自身の哲学の中心に据えた重要な概念である。人は部屋に閉じこもっていると、限られた空間が自分の意識をうずめてしまい、多様な運動が難しくなる。反対に、外を歩いているときには、とくに迷子になったりすれば、新しい風景が次々に現れて意識が多様化しフル活動する。たとえ身体を動かせなくても、映画を見たり、本を読んだり、ゲームをしたりと、意識を別のもので構成することができる。

先ほど、ゲームとは努力が報われる世界であり、それは精神のリハビリに近いものだと言った。現実がうまくいかず行き詰まり、心がプレッシャーでたわんだときには、ゲームの中に入り、世界との関わりをもう一度模索するといい。そのうち自分のペースを徐々に取り戻す。やがてはゲームに飽きて現実に戻っていく。そこでゲームをやめてしまう人はそれでもいい。その人がある時期を乗りきるためにゲームを必要としたのであれば、たとえゲームのストーリーがすべてクリアされなくても、その人の役に立ったわけであるから。

ある時期、あるゲームがその人の意識を一杯にした。彼はそれによって次の現実へ立ち向かう力を得た。それで良い。また苦しい時期が来たとき、ゲームはその人を支えるために待っている。ゲームはそのように一人ひとりのためにつくられたものである。そうやってゲームは人とその意識を支えている。

ゲームのエッセンス

ここでゲームの具体的な効用について解説してみよう。ゲームがユーザーに与えるものは、ユーザーを包み込む優しい世界である。それがどんなに恐ろしく見えても、その世界はユーザーのためだけにつくられた世界である。設計者は「思いやり」をもってその世界を構築している。

その世界ではもしユーザーが望むならば、ある役割を与えられる。そして身体と行為を得て、ユーザーはいわばゲーム世界の中で再生する。再生した空間の中でユーザーは自由に動き回ることができる。ゲーム世界が仕掛ける試練を乗り越えると、そこではゲーム設計者からの感謝がいろいろな形で提供される。音楽、映像、メッセージ……。

ゲーム設計者から見た場合、ゲーム世界はユーザーと設計者の「箱庭」である。残念ながら、設計者とユーザーが世界をともにつくることはできない。設計者がつくった世界にユーザーが参加する。山をつくり、野原をつくり、谷をつくり、空を描き、土を描き、ドラゴンや敵兵を配置する。それらを総合してユーザーのための試練をつくりだす。試練を経ることでユーザーの中にある変化を起こすこと、それがゲームの目的である。あるいは、単に楽しませること。それはあらゆる芸術がそうであるように、容易なことではない。

ゲームが簡単だとか難しいとか、そういうことではなく、ユーザーが今、真に求めている試練、その試練を経ることで自分の中で無意識に、本当に望んでいる変化をもたらすこと。それが現代においてゲームに求められている深層である。それは広い意味で「ケア」と呼んでもよいのではないか。

たとえばあるロールプレイング・ゲームでは、あなたは勇者であると知らされる。そして世界を滅ぼすドラゴンを倒す剣を、海の果てで手に入れてほしいと言われる。それができるのはあなただけで、他に頼める相手はいない。だから焦らなくていい。いろいろなヒントや手助けが世界の各地にちりばめられており、あなたがあきらめずに進む限り、たくさんの情報や助けが手に入り、導かれるようにその剣を手に入れることができる。そして、ドラゴンを倒し、あなたは出発点である城に戻ってきて祝福を受ける。

これはあなたのために準備された物語であり、それ以外の何物でもない。現実がそうであってほしい姿、そして現実で自分がそうありたい姿を、ゲームは実現する。そうありたいのは現実であってゲームではない。ゲームをクリアすることは現実ではいっさい役に立たない。しかし、絶望と世界の間にこのようなゲームがある限り、ユーザーは何度も自分が望んでいる世界と自分のイメージをゲームの中で確かめることができる。

大袈裟なゲームでなくても良い。例えば『ぷよぷよ』（セガ、コンパイル、一九九一年〜）は三〇年以上も大人気のパズル的なゲームである。上から色とりどりの「ぷよ」を落として、四つ同じ色をつないで消していくのである。最初はなかなかつながらない。しかし次第にコツをつかんでつなげられるようになる。ところが、ゲームは「ぷよ」が落ちて来るスピードを上げて難しくする。ゲームのスピードについて来られたら勝ち、来られなければ負け。これはとても単純な試練だ。そして何度でもやり直すことができる。その挑戦と達成の中で、ユーザーは自分とゲームの間にあるリズムを実感する。それは本来、現実世界と自分が構築すべきリズムだ。ゲームはそのような現実におけるリズムをもう一度構築するための、現実世界への助走の役割を果たす。

このようにゲームは世界と自分が再び関係を築くための手助けをする。だからゲームはいつか飽きられる。そして、ユーザーは現実に新しい力とともに再生する。

物語とケア

人間は誰しも、多かれ少なかれ自分というストーリーなしに人生を生きられない生き物である。物語は大いに人を励まし、そして生きる意味を与えるものでもある。しかし物語は同時に、人を縛り視野を狭くするものでもある。自分のつくったストーリーの中で人は喜び、苦しむ。自身がそのストーリーの主人公だと思っていたら、ある日突然、端役に過ぎなかったと気づくこともあるだろう。そこに嫉妬やコンプレックスが生まれる。

そうして一つの自分の物語が朽ちてしまったときに、人はもう一度自分のストーリーを新しく再生する必要がある。しかし、これはなかなかできることではない。多くの人々は古くなってしまったストーリーから抜け出すことはできず、どれだけ苦しんでもその物語を貫きたいと思う。なぜなら、その人にとって人生とは一つの物語でなければならず、苦しくなったからといって「はいそうですか」とそれを忘れ、次の物語を継ぎ足して生きるわけにはいかないからだ。

ではどうすればいいのか。新しい物語と古い物語を統合するしかない。そのために必要なのは新しい希望であり、それが新しい物語をつくる源泉になる。しかし、実際は簡単ではない。物語がないから希望がなく、希望がないから物語がない。希望と物語は常に同時に生成されるものだからである。人生の移行期には、この二つの関係がなかなか見出せず、希望のないまま物語を渡らねばならないときもある。

希望のない物語に必要なものはユーモアである。そこには小さな物語がある。例えば落とし物をしたたぬきのために一緒に探し物をしてあげてもいいし、迷子になったリスのためにお母さんを探してあげてもいい。あるいは魔王によって崩壊しそうな世界を勇者となって救ってあげてもいい。ゲームであればどんなに落ち込んだときでも、立ち上がる力さえなくても寝転がって手先だけでプレイすることができる。

ゲームは希望のない時期にその暗闇を抜けるトンネルでもある。毎日の活動に疲れたら、ゲームの中を進んでみるといい。現実の希望がすぐに見つかるわけではないし、二年後、五年後のことになるかもしれない。しかし、ゲームは現実の中で人を励まし、たとえ先を見通せなくても盲目的に前進するための助走をつけてくれる。毎日仕事でへとへとになっていても、ゲームのおかげでせめて一日分の力が与えられる。

小説家の村上春樹の文章に、以下のようなくだりがある。


僕は小説を書くのはビデオのロールプレイング・ゲームに似ていると思うのです。つまり次に何が画面に出てくるかわからなくて、いつも意識をニュートラルに集中し、ボタンの上で指を柔らかくしておいて、画面に出てきた予期せぬものに対して、さっと素早く対処しなくてはならない。そして多くの場合、その対応のスタイルの中に、僕にとっての小説的な意味が含まれているわけです。でも小説を書くことがゲームセンターのロールプレイング・ゲームと決定的に違うところは、自分が直面しているそのプログラムを作っているのが自分自身だということですね。自分でプログラムを作りながら、なおかつ同時に自分がそのプレイヤーでもある。そして自分がゲームをプレイしているときには、自分がゲームをプログラムした記憶は完全に失われている。右手のやっていることを左手が知らず、左手がやっていることを右手は知らない。それが僕にとっての究極のゲームであり、自己治癒だという気がします。実際にやってみると、すごく難しいことですが。

（『村上春樹、河合隼雄に会いにいく』河合隼雄・村上春樹著、新潮文庫、一九九八）

あの村上春樹さんであれば、自ら物語をつくりながら自身のある部分を集中的にケアすることができるだろう。しかしそれはご本人も語るようにとても難しいことであり、プロの小説家だからこそできる話だ。一般の人々は、そうして作者が生み出す物語を介して、ケアのプロセスを共有する。ゲームもまた深い物語を内包するようにできていて、ユーザーは自分に合う物語を選び、その中で主体的にゲームをプレイすることで自身の心のケアを行うことができるのである。

時間の把持する未来と過去

誰もが自分の人生の物語をよくしたいと思いながら行き詰まることがある。そんなときに、人は過去の記憶をたぐりよせて新しい希望を見つけようとする。もちろん、そうして何かを見つけられる場合もあるだろう。しかし問題はその視線の方向である。現在から過去への旅は自分の過去をどこまでも遡ることの連続である。でもそこに本当に欲しいものがあるのだろうか？

過去のある時点を思い浮かべてみよう。周囲にあった物、人、場所……。懐かしい郷愁が無限にある。だけどその時点には、そこから見た過去と未来が存在したはずだ。「そのとき」に抱えていた過去と、「これから」来る未来への期待が。そして人が過去へ旅する中で本当に手に入れたいものというのは、その時に見ていた未来のほうではないのだろうか？

登山では、山頂に近づけば近づくほどその頂が見えなくなる。仕事の大きなプロジェクトや、長い人生でも同じではないか。近づけば近づくほど目的地が不明瞭になり、そこにたどり着くよりも先に挫折し、自身の旅路を止めてしまうことがある。そんなとき最初に山のふもとから見た景色を思い出すことができれば、未来に向けて思い抱いていた自分自身の気持ちを取り戻すことができる。

現象学には、「把持」という概念がある。把持とは「しっかりと握り持つ」という意味だが、現象学では「その時々が固有の過去と未来を持っていること」を表している。例えば山を登る前に頂上を見たときの高揚感や、これまでの準備に苦労した過去が、その瞬間に「把持」されている。コンサートを観に行く日のワクワクした気持ちと、チケットを取るために重ねた苦労を、これから出かけようとしている「時」は把持している。大学に入学した四月の日々は未来への予感に満ちつつ、同時に受験の苦労を乗り越えてきた過去の把持がある。

このように過去への旅は想い出を集めるだけではなく、それぞれの時間に見えていた未来を回収する旅でもあるのだ。今では潰えてしまったか、未熟なまま消えてしまった未来もあるかもしれないけれど、単に忘れているものもあるだろう。それらを集めてもう一度今の希望とすることができるはずである。

ゲーム開発のマップ設計では、ところどころにマイルストーンとなる地点を設定する。長いダンジョンの場合なら途中でちょっと屋外に出て展望がひらける場所、例えば行く先であるお城が見える場所をつくっておく。そうするとプレイヤーはそこへたどり着いたときに、これまでの戦闘の苦労と、これから待ち受ける大きな物語を予見し胸を膨らます。ゲームにおいて場所は場所ではない。一つの場所は意味を持ち、これまでの過去とこれからの未来が把持されている場なのだ。そして人生においてもやはり、それぞれの時間というのはそこから見える未来と過去を把持している時なのである。

身体と心のケア

身体はこの宇宙で最も複雑なシステムである。人間や哺乳類の身体はまだ探求し尽くされていない。そのすべての機構、脳の神経回路を解明するには一〇〇年単位の時間が必要であろう。我々はまるで一つの森のようであり、身体という土地に神経を張り巡らせ、世界から呼吸し発展し続けている。

我々はこの身体が生み出す意識でもある。森を支える身体は我々の意識的自我とは関係なく世界に根付いており、意識が眠っている間にも世界と相互作用を続け、食べ物を消化し、排泄を促し、肺や皮膚を通してたえず呼吸を続けている。海に潜って海底にたくさんの生物やサンゴやワカメが群生している様子を見たことはあるだろうか。筆者にとってその光景は、美しくも恐ろしい生命の底知れぬ息吹を感じる瞬間だ。我々の身体もまた測り知れない深淵を持つあの海底のように、恐ろしくも力に満ちた生命である。そのような意識をつくり上げている身体という海底世界の全貌を、我々はまだ知らない。

自分の身体のことは自身がいちばんよく知っていると考え、自分の身体を完全なる所有物として思い込むことは容易だ。しかし同時に、それは自身の身体を蔑ろにする危険性もはらんでいる。それは「自分のものなのだから好き勝手をしてもいいだろう」という理屈である。

しかし、身体は自分のものであると同時に、世界に属するものである。身体をテーマに哲学を展開した世界的な現象学者モーリス・メルロ＝ポンティ（一九〇八－一九六一）は、「身体は両義性をもつ」と言った。それは「身体は主体であると同時に対象である」ということである。自分の手で自分の腕を握るとき、腕は自分自身であると同時に、自分から握られる対象でもあるからだ。自分の足を見るとき、足は見る対象であると同時に自分自身でもある。

身体とは現象である。心がそうであるように時々刻々と変化していく。そして身体のさまざまな部分は世界のさまざまな部分と相互作用している。同様に我々の心もまた一つではない。我々の心のさまざまな部分が、世界のさまざまな部分と相互作用している。しかし我々はそのことに対しあまりに無自覚・無意識でいるようにできている。それは意識の統一性を保つためだ。身体と心の内部にあるさまざまな部分が世界と常にコミュニケーションを交わしていることや、意識という柔らかいものが、身体と心のそうした逞しく自律的な力の上に成り立っていることについて、我々はあまりに無知なのである。これを華厳哲学では「すべてのものが響き合って存在している」と説く。我々の身体と心もまた、世界の諸要素と響き合いながら存在しているのだ。

内なる世界と外なる世界

我々の内なる力は意識よりもずっと逞しい。その力を取り戻すことができれば、我々はつまずこうとも傷つこうとも前へ進むことができる。この内なる野生、内なる自然、我々自身であるところの森は、巨大かつ複雑なネットワークとして世界に深く根ざしている。ゲーム開発を通じ人工知能をつくっていると「人間は身体によって世界に根を張っている」ことを実感する。まるで動く植物のように、我々は身体を通じて空間の中に息づいている。胃や腸で貪欲に食物を消化し、肺から酸素を取り入れ、感覚器官を使い情報を集めながら、身体は世界に深く根づいている。この表現もまたメルロ＝ポンティの言葉である。人間のような身体を持たない現在の人工知能は、世界とのつながりが希薄な乾いた単機能のアルゴリズムでしかない。世界全体を受け止める身体がなければ世界を生きることができないのである。

世界は未知なる驚異に満ちた存在だ。そして、我々の身体もまたその未知なる驚異に満ちた小宇宙である。そこには心があり、意識があり、我々が見ているものは世界と森の間で繰り広げられるさまざまな現象だ。我々という森は常に積極的に世界と関わろうとしており、意識とはその関係性を映す鏡である。我々は世界と内面の対応によって拓かれた関係性の集合を意識している。「意識こそは自分自身の王様」であるように思えるが、実はそうではない。我々の内側にはもっと貪欲に「生きたい」と願う主体がいて、意識というものはその主体の表面に過ぎない。

心のケアとは、その主体と世界との関係を取り戻すこと、つまり外なる世界と内なる主体、我々にとってどちらも深淵な存在である森同士の関係を取り戻すことである。哲学的に言えば二つの超越同士をつなぐこと、現象と現象を合わせることである。我々の内なるものでありながら、我々自身が把握しきれていない力動を再び世界とつなぐことで、新しく雄々しい河として我々は再生する。何度でも内面から世界へと雄々しく流れる河として。

作家ヘルマン・ヘッセ（一八七七–一九六二）の小説の一節に、次のような言葉がある。


わたしたちは自分の人格を狭く考えすぎているのだよ。わたしたちは個々に異なる相異点ばかり見て、それを自分の人格だと思っている。ところが、わたしたちはこの世界のあらゆるものから成り立っているのだ。ひとり残らずな。人間の進化の系図を辿ると、魚まで、いやもっと先までさかのぼることができる。わたしたちの魂には、かつて人間の魂のなかで生きたものがすべて詰まっている。かつて存在した神々と悪魔、ギリシア人のものであろうと、中国人のものであろうと、はたまたズールー人のものであろうと、すべて、わたしたちのなかにある。可能性、願望、選択肢として。

（『デーミアン』、酒寄進一訳、光文社古典新訳文庫、二〇一七）

我々は自分自身をケアする力、そして他人さえケアする力を自身の内側に持つ。しかし、その力は自分勝手に使えるものではなく、常に世界との協応の中で使用できるものである。だから自分自身も世界も限定してはならない。それが現象学の教えるところである。時期を待つこと、状況を待つことが必要な場合があり、ときに我々を取り巻く環境を変化させる必要もある。内側にあるものと外側にあるものが結び合い、内面と世界の間に新しい力の通路ができるときにこそ、我々は新しい活力を得る。

参考文献

▼1 Einstein, W.I : His Life and Universe, Simon & Schuster, 2007.

第二章　ケアの未来に向けて

「感情端末」としての医療プロフェッショナル

尾藤誠司

尾藤誠司　びとう・せいじ

国立病院機構東京医療センター内科 医長

岐阜大学医学部卒業後、国立長崎中央病院、国立東京第二病院（現・東京医療センター）、国立佐渡療養所に勤務。UCLA留学をへて、臨床疫学を学びながら医療と社会とのかかわりについての研究活動を行う。専門テーマはインフォームド・コンセントや倫理的価値判断など。

パターナリズムからインフォームド・コンセント、そしてシェアード・デシジョン・メイキングへ。時代とともに移り変わる人々の病気への向き合い方やその社会的な位置づけは、患者と医療者との関係にも変化を迫ってきた。医療現場ではいずれＡＩにもとづく高度な情報技術が、専門家の独占だった知識面での役割を完全に肩代わりするだろうと、医師である尾藤誠司氏は予測する。しかしそのような未来でも、医療者と患者との間に必ず残される重要なコミュニケーションの営みがある。

インフォームド・コンセントと患者－医療者関係

私は、東京の市中病院で総合内科医として二〇年以上勤務を続けている。時代の変遷とともに、病気のあり方や社会における病気の位置づけ、患者が医療に求めるものが少しずつ変わっていくのを日々実感している。私自身が医療における意思決定を学問的な興味の対象としていることもあるが、そのような変化はとくに臨床上の意思決定の場面で顕著に感じることができる。

ご存じのように、患者－医療者関係にはいくつかの型が存在していている。なかでも有名なのはE・J・エマニュエルが示した「医師－患者関係の四つのモデル」である。[1] そこでよく批判の的となる「パターナリズム関係モデル」は、医療者側が「患者のために良かれと思って」患者の選好や価値に対し配慮がなされないような関係性の中で、医療／ケア提供が進んでいく状況を指している。このような関係性が成立しやすい背景はいくつかあるのだが、その一つに、医療側(専門家)における情報の圧倒的優位性が挙げられる。ただ、この「情報の圧倒的優位性」は、あらゆる専門家－クライアント関係において存在するものだ。

例えば私のコンピューターがうまく作動しないとき、私は専門家に修理を依頼する。その際、私と専門家との間には圧倒的な情報格差が存在するのだが、それによって私が専門家に対して「自分の親のような」関係性を感じることはない。なぜなら、コンピューター修理の依頼のような状況において、私は専門家に任せておけばいい、自分が情報を持つ必要はない、と認識する部分と、自分が責任をもって関与しなければいけない部分について明確に切り分けることができるからである。

一方、医療／ケアの場において、患者は「自分自身の不調」に関する意思決定に関与しなければならない。自分自身のことにもかかわらず、専門家が持つ情報量に頼らざるを得ない状況がそこに発生する。医療／ケアの場において専門家とのパターナリズム関係が生じやすい理由は、患者自身も医療者も「患者のために」を目指すからこそ、患者が専門家に対してアウトソーシング可能な部分と、他者の介入を許さないようにする部分について明確に分類することが困難となるという、医療／ケア・サービスの特性に依っていると私は考えている。

このような特性を持ちながら、臨床の意思決定の場においては堅牢で抗い難かったパターナリズムモデルにも変化が起こってきた。とりわけ「インフォームド・コンセント」(informed consent : IC）の意思決定モデルの提唱と普及がその変化に貢献した。ICのモデルが持つ特質は大きく二つある。一つは、意思決定の主体を患者自身に集約していることである。このようなスタイルの明確化によって、パターナリズムモデルでは医師など専門家が決めた診療方針に患者がなし崩し的についていくような意思決定スタイルは——実態はともかく——少なくともそのコンセプトにおいて否定されることになった。

もう一つの重要な特質は、まさに「インフォームド・コンセント」という言葉が意味するとおり、意思決定における患者と医療者との「会話（トーク）」は、「情報のやり取り」として取り扱われるところだ。とくに医療者から患者に語られる言葉については、患者が主体的な意思決定を行ううえでの有益な根拠となる構造化された情報として位置付けられている。ＩＣの意思決定モデルが提示した意思決定スタイルは、先述のエマニュエルが提示した患者－医師関係の四つのモデルにおける、「技術者／情報提供者的関係」（informative model）と強く関係している。★1

ＩＣを基軸とした医療における言葉のやり取りは、間違いなく患者側のエンパワメントに役立ったし、少なくとも患者が自分の病状に関してより知ることができ、合理的な選択を行ううえでの根拠を持つことに大きく寄与した。一方で、そもそも権利論と大きくつながっているＩＣのコンセプトは、とくに意思決定の場における患者と医療者との関係に新たな変化の必要性を考えさせることになった。

その一つは、このモデルが医療者に向けて「〝患者のため〟として意思決定にコミットすべきではない」というメッセージを強く送りすぎてしまったかもしれないことだ。つまりそれは「患者は守ってあげるべき脆弱な存在ではなく、合理的決断が可能な尊重されるべき独立した個人であり、患者自身が自律的な意思決定を行ううえで医療者が行うべきは、合理的選択を支援するための有益な根拠となる情報のていねいな提供である」というメッセージである。

翻って、一方の患者側に対してＩＣの形式が送ったかもしれないメッセージは「あなたの相談相手は医療者じゃないよ」ということなのではないだろうか、と私は考えている。ＩＣ

の基本構造は、意思決定の主体である患者にとって、医療者はあくまでも根拠を提供したり、専門的推奨を提示したりするメッセンジャーであり、有益な情報を医療者から入手すれば、自分自身の価値観や選好に照らし合わせつつ合理的な決断が可能である、という前提に立っている。しかしながら現実の医療/ケアの場においては、やはり患者と医療者は「相談」し合ったほうが良い意思決定が生まれるのではないか、という意見は出てくるのが自然のような気がするのだ。

昨今、臨床上の意思決定がICを基盤としたトークモデルから「共同意思決定（shared decision making：SDM）」のトークモデルへ変化してきている背景としては、患者の立場から見た場合においても、専門家と相談し合いながら物事を決めていったほうが現実的であるしうまくいく、ということが大きいからではないか。SDMモデルにおいては、医療者は単なる情報提供者ではなく、意思決定アジェンダに当事者としてコミットする役割を担っているのである（この変化だけを切り取ると、「悪しきパターナリズムへの回帰ではないか？」という批判が想定されるし、実際にそのような指摘もある）。

★1　現在世界で認識され、わが国でも用いられる「インフォームド・コンセント」という言葉は、ここで述べている意味よりももっと広い意味を含んでいる。ここでは「インフォームド・コンセント」を、あえて「技術者/情報提供者的関係」を基盤とした「patient informed choice（情報提供に基づく患者の選択）」という狭義の意味づけで使用している。

このような「ＩＣのモデルよりもＳＤＭのモデルのほうが優れているのではないか」、という問いに対して、エマニュエルは四つのうち残る二つの医師－患者関係モデル、すなわち「解釈的関係（Interpretive Model）」、「協議的関係（Deliberative Model）」を提示してヒントを与えてくれているが、私自身はこの問いをほんの少し別の角度から考えている。それは意思決定の場において患者が持つ「考え（思考）」と、その思考の肥やしとなる「ことばや態度のやり取り」という視点である。

おそらく、意思決定の場で専門家が患者に対して発する言葉は「情報提供」以外の意味を含んでいる。それを受けて意思決定の主人公である患者は思考するのだが、そこにはある思考のメカニズムが存在している。そしてそのメカニズムを解き明かす大きなヒントになるのが、昨今の急激な情報技術の発達である。とくに近未来の医療／ケアの場に人工知能（以下、ＡＩ）が実装された状況の想定だ。

情報技術の発達はヘルスケアに何をもたらすか？

生活者の立場で情報技術の発達を最も実感するのは、グーグルにアクセスしているときやアレクサ（アマゾンが開発した人工知能を利用する音声認識サービス）と話している時などではないだろうか？　それらは、スマートフォンやＰＣを通じて私たちが知りたいことをきわめて迅速かつ正確に教えてくれるため、もはやあらかじめ自分の記憶の中に情報をとどめておく必要がなくなっているかのような気分にさせてくれる。おそらく私たち生活者には「知っていること」の価値はたいして重要なものではなく「何を、どのように知りたいのかについて考え出すこと」さえできれば、答えはいつでも情報端末から入手できる時代になっている。このような状況はおそらく数年のうちにさらに顕著となるだろう。その時、まさに専門家は「専門的な領域について知っていること」そのものについて価値を保持し続けることが困難になってくると考えられる。

最近、一般内科の初診をしていると、患者が自分の症状についてあらかじめインターネットでいろいろと調べてきて「私は線維筋痛症ではないでしょうか？」とか、「この病気に対する標準治療は○×ですよね？」といった言葉をいただくことが多い。そしてそれらの多くは当たらずといえども遠からずであったり、たまには私も忘れていたことを想起させてくれるようなありがたい情報提供だったりする。このようにグーグルやアマゾンが提供する情報技術は、明らかに専門家とクライアントとの間に存在する情報格差を大幅に小さくしている。一方で、少なくとも現在の診察室においてはまだ医師の役割は減っていないか、部分的にはむしろ増えている。なぜなら、それらの情報をどのように患者が持つ問題への解決に活用するかという部分については、アレクサに問いかけるだけではなかなか難しいからである。

しかしながら、例えば症候や病歴インタビュー、身体所見に基づいた鑑別診断や、細かな患者特性を加味したうえで推奨される治療戦略の立案などについては、今後の情報技術の発達に伴いアウトソーシングが可能となるに違いないと私は思っている。なぜなら、それらを司るものは「知能→問題解決能力」だからである。

私のような門外漢から見た現在のＡＩのイメージは、「プロより強い将棋指し」や「自動運転」である。一方、情報技術の先端にいる研究者にとっての人工知能は「ドラえもん」かもしれない。しかしＡＩがそこまで到達できるようになるには、まだ何十年もかかるようだ。それでも「ドラえもんのように反応すること」は、今のiPhoneに装備されている「Siri」のような音声アシスタント機能をイメージすれば、遠くない未来のような気がしてくる。そしてここに、ＳＤＭのモデルがＩＣのそれより優れているヒントがありそうだ。

臨床における意思決定の場で、もしＩＣのモデルを基盤とした意思決定プロセスが最適であるとするなら、意思決定のコミュニケーションで医療者が行っていた「トーク」の大半は、ＡＩ搭載の情報端末に置き換えられるような気がする。患者に関する詳細で個別化された情報をわかりやすく提供し、さらに今後の意思決定選択肢について医学的根拠に基づいた推奨を行うことも、あと少しＡＩが発達すれば十分に可能である。そしておそらくそのような近未来の状況においても、意思決定の場で患者と専門家とのトークがなくなることはないであろう。なぜなら、専門家には情報提供や推奨案の提示以外に患者と行わなければならない態度や言葉のやりとりが多数あるからだ。それは、意思決定の場で患者が行う思考、さらにはその場に関わる専門家の思考と大きく関連している。

患者の考えを支える、二つの「思考のOS」

ここからは私が現在持っている仮説なのだが、人間が「考える」こと、すなわち思考という営みは、主に二つのオペレーティングシステム(以下、OS)上で行われている。一つは「知能のOS」(問題解決のためのOS)であり、もう一つは「意識のOS」(主観的体験を取り扱うためのOS)である。人間の思考に関するこうした整理は、現代の知の巨人であるユヴァル・ノア・ハラリが著した『21 Lessons』に以下のような形で参照できる。[2]

〝知能〟とは、目的に到達する能力/問題解決をする能力のことだ。一方、〝意識〟とは、主観的体験のことだ。人工知能は近いうちに自然知能が行っている大半を代替できるかもしれないが、依然として人間の意識にはほとんど触れることができないだろう。

具体的な状況を想定してみよう。「知能のOS」上で機能する純度の高い思考の例は「Aという地点からBという地点になるべく早くたどり着くためには、どのようなルートを選べばよいか」といったものである。これには以下のような特徴がある。

・そこに問題が設定されている。

・問題は、特定のフレーム（概念的な枠組み）の中にとどまっている。
・問題に明確なゴールが設定されている。
・ゴールが、客観的に観測可能なものとして共有可能である。
・問題を解決するために、選択が行われる仕組みが存在する。
・選択の妥当性を評定するための評価の仕組みが存在している。

将棋のような選択を繰り返していく勝負事では、これらの条件がそろっている状況だといえる。そのような状況ではどんなに複雑な課題であったとしても知能の独壇場である。しかし、こうした特性を持たないアジェンダが現れたときに「知能のOS」上のみで思考を働かせていくことには限界がある。AIが内在している根本的な課題としてよく取り上げられる「フレーム問題[★2]」もこの延長上にあるものだと考えられる。

翻って、「意識のOS」上で行われる思考がメインになっている状況というのは、例えば映画を鑑賞しているときなどがそうだ。人はいろいろなことを考えながら作品を観ている。中には「犯人は誰なのか？」とか「この苦境から脱出するにはどうすれば？」といった問いを発しながら鑑賞することもあるかもしれないが、そこで働く思考はむしろ「知能のOS」上での思考に比重が高い。多くの場合では、それよりも映画の中で立ち現れるドラマにコミットしながら「ああ、これはつらいな」とか、「ここにはどんな意味があるんだろう？」、あるいは「もし私なら、耐えられるだろうか？」などといった問いとともに楽しむのではないでだろうか？　これはまさに主観的体験を取り扱っている思考だといえる。そこに立ち現れる問いに特定のフレームは存在せず、特定のゴールが設定されるとも限らない。ただ、優れた映画を観るという体験を通じて、人は思考しその都度成長していくのである。

先述した「地点Aから地点Bに移動すること」と「旅行」との差はそのようなところにあるのだと思う。「知能のOS」上での思考では、例えば移動中に道草をすることは「存在すべきではないノイズ」として扱われるが、主観的体験を芳醇なものにするという意味においては、「期せずして現れた新たな物語に触れる」という貴重なイベントと解釈される。人間は、日々の生活で何かについて考えているとき、常にこの二つの思考のOSを行き来しながら、「考える」という営みを続けているといってよいだろう。

「情報端末」と「感情端末」

近未来の臨床現場におけるSDMはどのようなものになるのか。それを想像するとき、「思考の二つのOS」仮説を基盤とすることで、いろいろなことが見えてきそうだ。ICの

★2　人工知能における重要な難問の一つで、有限の情報処理能力しかないロボットには、現実に起こりうる問題すべてに対処することができないことを示すもの（「ウィキペディア」より抜粋）。

意思決定モデルに限界が生じ、そこからSDMの意思決定モデルに移行してきた経緯には、診療／ケアにまつわる意思決定の際に、まさにそこに関与する人々の間でシェアされるべきことを、ICのモデルが持っていなかったためだと私は考えている。この「シェアされるべきこと」とは何だろう？　そのメインとなるものは意思決定の根拠であろう。ICのモデルにおいて患者と医療者との間でシェアされていた意思決定の根拠は、その大部分が「医学的根拠」であり、あとはほんの少しの「患者の選好とその理由」であった。そして、シェアされていなかった意思決定の根拠は、「患者の選好が表象されるのに至ったいろいろな事情や価値」であると私は考えている。

今後、「医学的根拠」については、意思決定のプロセスに人工知能が実装された情報端末が外挿されることで、よりそのシェアの度合いが高まるだろう。しかしそのために、患者自身と専門家との間で行われるやり取りは今よりもずっと減少するかもしれない。患者はスマートフォンに向かって自分自身の病状や、推奨される治療の選択肢を確認できるし、それらの根拠について質問することもできる。こうして、患者の意思決定を「支援」するうえで、専門的な知識に基づく情報を提供する仕事の大部分が、情報端末にアウトソーシング可能になる。

看護師や医師には、もうそうした意思決定コミュニケーションを行う必要がなくなる代わりに、これまできちんと共有されていなかった「意思決定の根拠」をシェアできるようにするための技能を習得する必要があるかもしれない。例えば医学的に推奨される選択肢が提示され、その詳細について患者が十分に理解したうえで、「患者の選好とその理由」として「治療には同意できない」という〝選好〟と、「仕事を続けることを優先させたい」という〝その理由〟が表象されたとする。それは、「知能のOS」上の思考であれば「承知しました」で終了するような案件なのかもしれないのだが、少なくともそのとき医療者側は患者が働かせている「意識のOS」上の思考をシェアされていないし、おそらく触れられてもいない。

「選好」と「その理由」を理解するためには、「その理由」に基づく「選好」を専門的な推奨より大切にする患者が、現在の自分の健康イベントについてどのように認識しているのか、その認識を自らが持っている価値観にどう結び付けているのか、さらにはその認識に影響を与えている感情がどこからやってきているのかについて触れることで、他者である専門家は患者が持つ「選好とその理由」を初めて理解できるのだと思う。

ここまで私は、意思決定を支えるものを「根拠」と名付けていたが、おそらく主観的体験というものは、「根拠」として情報化できない部分がとても大きいのではないかと思う。AIが参入したSDMの場面では、情報化される医学的根拠のシェアはむしろ意思決定関与のプロセスの出発点なのかもしれない。その後、患者や専門家そして家族など、意思決定に関わる人間たちは相談の場で各々の「主観的体験」としての思考に触れながら、それぞれの文脈をもって目の前にある意思決定アジェンダに関与していくようなことになるだろう。

SDMにおける本質的な専門家の役割は、選択の物語を前にした患者の主観的体験に触れながら、そこで立ち現れるドラマに専門家の文脈を背負いながら、積極的にコミットしていくようなことだと私は考える。その意味では、看護師や医師などの専門家は「意思決定支援者」というよりは、さらに当事者性の強い「意思決定関与者」であるという自覚がより必要になってくるかもしれない。加えて言えば、AIを実装するスマートフォンやPCを、よりよい臨床意思決定を推進するための「情報端末」とするなら、医療者は患者の主観的体験と交通していきながら、意思決定の物語を共に構築していく「感情端末」としての役割がより強くなっていくだろう。

「ケア」という営みのこれから

「ケア」という営みは、特定のフレームを持っていないところが最大の魅力だと思う。この特質は、目の前に立ち現れるあらゆる困難に対して、「問題解決」という視座をもってアプローチすることが常となっている現代社会においては、ある意味異端の視座なのかもしれない。一方で、「知能のOS」上での思考が情報技術にアウトソーシングされることが現実となりつつある現代において、ケアの営みが持つ重要性はさらに増してくるだろう。とくに、健康上の問題は、「その問題をなくす」というゴールを設定しアプローチしても、うまくいかないことがとても多いのである。

シンプルな問題解決のアプローチだけでは太刀打ちが困難な、健康上の課題を抱えた患者がいる。主観的体験のドラマが立ち現れているその患者を前に――とくに臨床意思決定の場では――医療者は、患者を中心とした意思決定に関与する人たちのチームに参入し、態度と言葉のやり取りを重ねていくことが主な仕事になる。その「態度と言葉のやり取り」の中から、ＡＩ端末にアウトソーシングされる「情報のやり取り」を引き算したとき、そこに求められるのはとても純度の高いケア実践なのだと思う。その意味では、態度や言葉のやり取りとして表象されるケアの質を高めることは、「意識のＯＳ」上で働く思考への関与の仕方を向上させることであり、自らが専門家のアイデンティティや文脈を背負いながら、いかに「意識のＯＳ」上で思考を働かせていくかという営みであるともいえるだろう。

参考文献

▼1　Emanuel, E., and Emanuel, L.: Four Models of the Physician-Patient Relationship. JAMA, 267(16): 2221-2226, 1992.

▼2　ユヴァル・ノア・ハラリ著、柴田裕之訳: 21 Lessons ～21世紀の人類のための21の思考、河出書房新社、二〇二一・

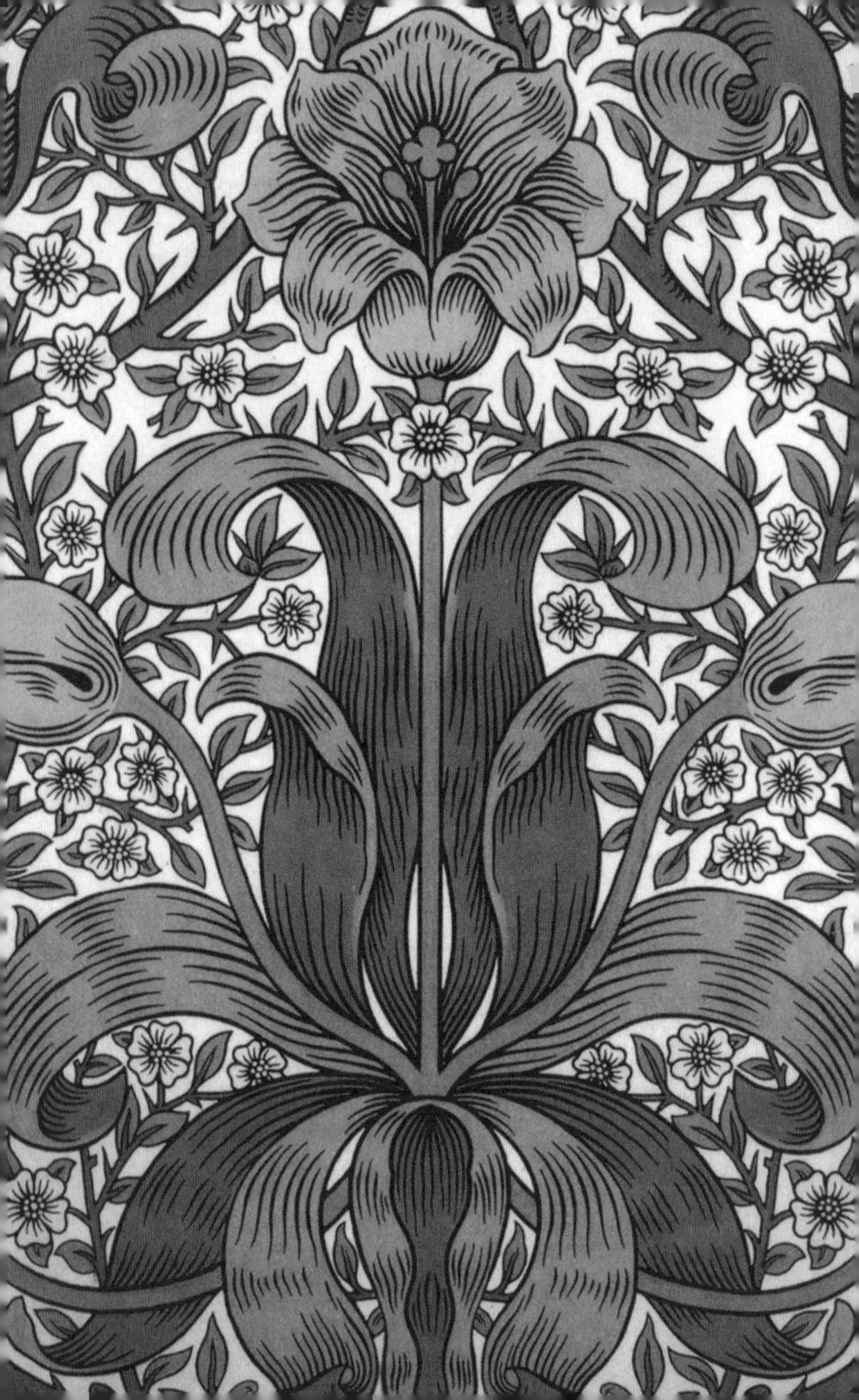

第二章　ケアの未来に向けて

ケアという関係性の未来

ドミニク・チェン

ドミニク・チェン　どみにく・ちぇん
早稲田大学文学学術院表象・メディア論系 教授／株式会社ディヴィデュアル 共同創業者
UCLA School of Arts & Architecture, Design/Media Arts (B.A.)、東京大学大学院学際情報学府修士、博士（学際情報学）。主な監訳書に『ウェルビーイングの設計論 人がよりよく生きるための情報技術』（BNN）、著書に『未来をつくる言葉』（新潮社）、『電脳のレリギオ』（NTT出版）、共著に『謎床 思考が発酵する編集術』（晶文社）、『情報環世界 身体とAIの間であそぶガイドブック』など。

十九世紀にナイチンゲールが形づくり、現代まで受け継がれている看護の概念は、広く普遍的なものとしてケアする者・される者の関係を支えてきた。しかし、さまざまな常識や価値観が並存し、ときに対立する現在の不確実な社会において、ケアはこれから何を拠りどころにしていけばよいのだろうか。「Nukabot」「Type Trace」「10分遺言」などのユニークなアイディアで、テクノロジーとケアの親和性を真摯に追い続けるドミニク・チェン氏に話を聞いた。

聞き手■宮川祥子

糠床のケアをめぐる互酬性

宮川　今日はケアというものがテクノロジーによってどう変わるのか、あるいはテクノロジーにとってケアがどのような意味を持つのかについて伺っていきたいと思います。

チェン　いま僕は、工学研究者のソン・ヨンアさんや城一裕さん、プロダクトデザイナーの守屋輝一さん、三谷悠人さん、関谷直任さん、そして発酵デザイナーの小倉ヒラクさんたちとともに「Nukabot」という〝糠床《ぬかどこ》ロボット〟（図1）をつくっているのですが、そこにある思想というのは「微生物と人間の相互ケア」です。糠床には腸内フローラを活性化させるなど、プロバイオティクスとして人が微生物にケアされる一方で、糠床も人にかき混ぜられることで一つのシステムがケアされています。しかもその際、人の手から常在菌が糠床の中に移入するし、かつ糠床の菌も人の身体のほうにやってくるという微生物レベルでの相互移入も起きている。

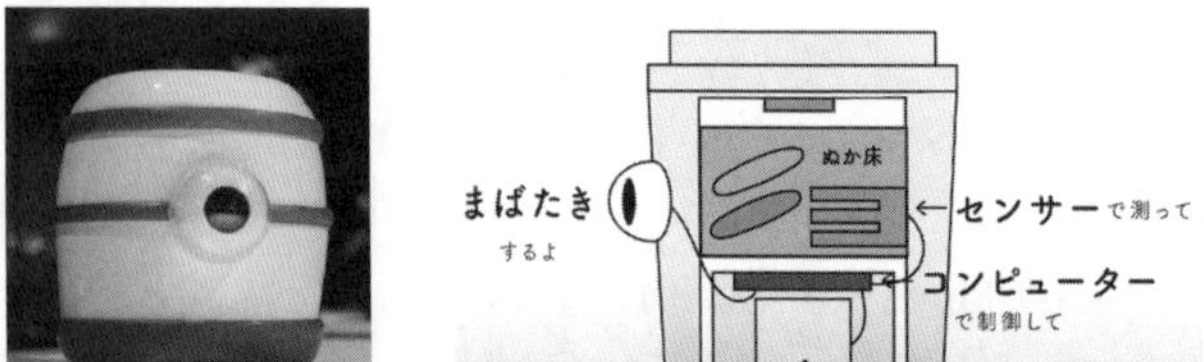
ぬか床
まばたきするよ
センサーで測って
コンピューターで制御して
スピーカーでしゃべって

図１　Nukabot（ぬかぼっと）　人と対話する糠床ロボット。人が糠床に話しかけることで糠床のコンディションを確認し、糠床は手入れを催促することで人との間にインタラクティブなコミュニケーションが生まれる。（写真：ドミニク・チェン氏配信の YouTube「NukaBot」より）

このような観点でロボットをつくるということは、工学的な視点では当たり前の「強い・速い」に価値を置く視点とは異なります。Nukabotは「手放せる道具」あるいは「卒業できるテクノロジー」を意識してつくっていて、これは僕自身がＩＴ業界で働いてきた経験への自己批判でもあります。例えばスマートフォンのようにユーザーを中毒にさせるロックイン型の製品とは対極にある考え方です。むしろ途中で使わなくてもよくなるようなプロダクトをつくりたいのです。

宮川　私の家にも糠床があって、母の形見として譲り受けたものなんです。私は観葉のサボテンすら枯らしてしまういわゆる「茶色い指」なのですが（笑）、その糠床はダメにしかかって半分捨てたり、継ぎ足したりしながらなんとかケアできているんですよ。確かに私自身も糠床をかき混ぜるという行為に「ケア」を見出すところがあって、「あ、混ぜてあげないとな」と気になって行くと自分自身もほっとする。満足感や効力感はもちろんですが、匂いや感触などそこでさまざまなものを受け取っていることを実感しますね。

チェン　それは糠床研究者としてうれしいですね（笑）。糠床ロボットの研究で僕たちが「相互ケア」という言葉を使っている理由には、今おっしゃった身体感覚がベースにあります。ケアすることによって自分もケアされるというreciprocity（互酬性）が重要なのです。それをどのようにテクノロジーによって支援できるか、そうした感覚を得るための手伝い・補助として使えるかどうかが現時点での研究の主眼です。それは文脈の異なる領域、例えば哲学者の國分功一郎さんが研究されている能動でも受動でもない中動態的な関係性などの話においてもとても大事なことですね。

テクニック(技法)を考えよう

宮川　そうしたお考えの背景には、ドミニクさんの考えるウェルビーイングのあり方が関係しているのだと感じるのですが。

チェン　二〇一七年に『ウェルビーイングの設計論――人がよりよく生きるための情報技術』(ラファエル・A・カルヴォ、ドリアン・ピーターズ著、渡邊淳司、ドミニク・チェン監修、BNN新社)という本を監訳しました。世界中で大規模な統計学的社会世論調査が行われる中、「人生に満足しているか」「幸福か」というキーワードだけでは、人々の実態を捉えるだけの分解能が足りないことがわかってきて、幸福や充足という概念をさらに要素分解していこうというのがこの本の主眼でした。

例えばマーティン・セリグマンのPERMA理論★1を用いたり、ダニエル・カーネマンの「スロー&ファースト★2」では、それぞれの時間軸での満足度から快楽的・持続的なウェルビーイングを分類する発想が生まれたりしました。人間がいきいきとして生きているかどうかを大雑把でありつつ正確に捉えようとしたのです。そしてこの「いきいき」という表現こそが日本的な文脈も踏まえたウェルビーイングではないかと個人的には思っています。

人がいきいきとする条件は生まれ育った文化や社会、時代の背景で異なりながら、ある種の共通要素もあるだろうということですが、実は最近までは文化差そのものにあまり注目がされておらず、主に欧米の白人社会を母集団とした統計に基づいてさまざまな研究がされていたのです。しかし、主観的ウェルビーイングを研究する心理学者のエドワード・ディーナーが文化差について論文で指摘したりするようになって、僕自身も日本的なウェルビーイングを日本人研究者や日本に住む外国人研究者と一緒に考えるようになりました。そうして二〇二〇年に『わたしたちのウェルビーイングをつくりあうために——その思想、実践、技術』（渡邊淳司、ドミニク・チェン著・監修、BNN新社）という本を仲間たちと出版しました。タイトルを「わたしたち〜」と複数形にしているところがポイントで、独立した個人単位ではなく、互いに影響し合い巻き込まれ合いながら生きている人間同士の関係性からウェルビーイングを捉えるほうが、より自然なのではないかと考えたのです。

さらに現在、第三弾となる書籍を共同編者である渡邊淳司さんとともに書いているところ

★1　ポジティブ心理学の創設者の一人であるセリグマンが考案したウェルビーイング状態を示す五つの概念。P（Positive emotion：明るい感情）、E（Engagement：物事への積極的な関わり）、R（Relationship：他者とのよい関係）、M（Meaning：人生の意義の自覚）、A（Accomplishment：達成感）。

★2　意思決定論および行動経済学を専門とする認知心理学者であるカーネマンの概念。人間の思考には直感や経験に基づいて判断を下す「速い思考」（距離感や音の方角の感知など）と、集中力を必要とする「遅い思考」（多くの文字群から必要な情報を得たり、言語を聞き分けるなど）という二つの回路があり、それぞれの特性を理解する必要性を説く。

です。過去二冊を踏まえたうえで、どうテクノロジーやプロダクト、サービスをデザインできるのかをもう一歩踏み込んで「こうやってつくってみよう」と説くようなデザイン・ガイドブックを目指しています。ただ分析して理解するだけにとどまらず、積極的に生み出す術（すべ）を考えているのですが、この術というのはテクノロジーだけを指すのではありません。僕はテクノロジーに過度な期待を寄せるのではなく、よく「テクニック（技法）を考えよう」という言い方をするのですが、それはすごく身近なところから始めることができます。例えば日常での話し方もその一つで、敬語とタメロを切り替えることも立派な技法であり、これなら小学生でも試すことができます。

実際に僕はゼミ生たちを相手に実験をしていて、「先生と呼ぶのをやめてください」とお願いし、姓でも名でもいいから「さん」づけにしてもらいました。すると学生たちの話す内容が変わってくるんですよね。例えば「チェンさん」という呼びかけから始まる会話が発動すると、学生たちには前意識的な部分で対等的な相手だとの認識が芽生えるらしく、議論をしていていても以前より一歩踏み込んで「ここはこうしたほうがいいんじゃないでしょうか」と積極的に意見を言ってくれるようにもなりました。

テクノロジーを使ってケアロボットをつくることに関しても、こうしたメディア論的なテクニックを介した実験手法や思想で評価・分析ができるでしょう。いまここに新しい存在を置いてみるとどうなるかを観察し、ウェルビーイングが当事者の間でどう生まれたり消えたり、補助されたりあるいは阻害されたりするのかをみていくのです。ケアの関係性についても、この変化のなかで捉えられると考えています。

身近な日常生活にウェルビーイングの種がたくさん埋まっているのでは、という気づきを求めるムードのようなものが、社会ですごく高まっていると実感しています。それはコロナ禍がもたらしたポジティブな面の一つかもしれません。いわゆる「おうち時間」で自炊を始めたり、植物を育てたり、あるいはご近所付き合いが深まったり。反対に生きづらくなった人ももちろんいるのですが、日常の些細な行動によって自分だけが満足するのではなく、一緒に暮らす家族やパートナー、動物、植物それぞれが満たされいきいきとする状態を、そこに参加する者の一人としてどうデザインできるか、という発想を多くの人がもつことが、社会的なウェルビーイングを生み出していく基礎になるのではないかと思います。

工学研究における質的アプローチ

宮川　疫学研究でウェルビーイングを測ろうとするとき、そのものを捉えることは難しいため何らかの代理変数をいくつか置き、継続的にコホートで測るという考え方をしがちです。でもそれでは「おうち時間がどれくらい増えましたか」「自炊をするようになりましたか」「家族との会話が増えましたか」というアウトカムしか計測できません。そうした結論よりも、むしろそこに向かうプロセス自体が非常にウェルビーイングの実態と密接に関係するのではないでしょうか。

チェン　ウェルビーイングの測定については難しい課題であり、ウェルビーイング研究者の間でも少し意見が分かれるように思います。僕自身は、定量分析も行う研究者としてその価値や重要性もすごく認識しつつ、先ほどの互酬性のようなものを測る困難に対しては質的調査を使っています。例えばアメリカのCHI（Human Computer Interaction）のような国際会議ではエスノメソドロジーを用いたインタフェースの評価が文化としてかなり根付いてきています。Nukabotも参加者（被験者）の方々にご自宅で数週間一緒に過ごしていただき、その間にインタビューで聞き取ったナラティブを事後分析し、感情や感覚を捉えようとしています。そういう方法論が工学研究の中でも認められてきているのは、一研究者としてもいいことだなと思います。

宮川　質的にしろ、量的にしろ、測ることの限界はどちらも第三者的な視点による評価であることではないかと思います。実際にその場に関与されている人々の間で本当に何が起きているのかは、そこからは見えないのですね。だから当事者として記述するということを研究手法としてどう確立していけばいいのかというのが、私自身が抱えるテーマでもあるんです。

チェン　それは僕もずっと考えていることですね。結論はないのですが（笑）。でも同様に多くの研究者が考え始めているというこの状況が一つの過渡期を表していて、新しい研究の文体が生まれようとしているのかもしれませんね。

宮川　私はケアするロボットというものが、ケアの実装だけでなく、研究手法としても使えるのではないかと考えています。というのは、ケアする人は自分が何をケアしているのか、自分がしているケアが何をゴールにしているのかを実はわかっていない。それは言語化されないまま、自分の中で閉じられずに相手との互酬性のなかで生成されていくものであるために、自分の中だけの現象として切りだすことができないのです。いま、東京工業大学の鈴森康一先生をリーダーとする「ソフトロボット学の創成」という研究プロジェクトに参加しています。Nukabotのソン・ヨンアさんとも一緒に、このプロジェクトで開発されたソフトロボット技術をケアに応用しようとしているのですが、ケアロボットをつくるためには「このロボットが誰に何をしたらケアになるのだろう」といういわば「切り出した問い」を考えざるを得ない。この問いに向き合うこと、つまり自分と相手の間に起きていることをロボットに写像することを通して、私たちはケアを「発見」し理解することができるのではないかと考えるのです。

チェン　例えば人工生命という分野では生命のモデルをさぐるという大きなテーマが掲げられています。そこで前提とするのが既存の生命に適用可能なモデルとして収斂させないことです。つまり「あり得たかもしれない生命」を含む考え方です。地球上で僕たちが見知っている生命ではない命が生まれる可能性を前提に、数理モデルでアプローチする研究者もいれば、ソフトロボティクスで取り組む技術者もいたり、ソフトウェア上のシミュレーションを行う開発者もいる。そこに通底しているのは構成論という考え方で、すなわち「つくってみて理解しよう」という姿勢です。物理学者R・P・ファインマンの“What I cannot create, I do not understand."ではないですが、自分でつくれないものは本当の意味で理解できてはいないということですね。その思想は僕が行うインタラクション研究ともすごく相性がいいし、マーシャル・マクルーハン★3の「人がメディアを発明するのではなく、人間がメディアによってつくられていく」という発想にもつながります。

いきいきを支える技術

宮川　看護師などのケアに従事する人は、ケアをしたいという情熱があると同時に、一方でケアを感じたいという気持ちを潜在的に抱えているのではないでしょうか。それは単純に体力的にきつい仕事とか、ストレスを感じる仕事だからという話ではなく、そもそもこの仕事を選んだ動機の中に、自身が受けたケア体験の豊かさ、もしくはその欠如が関係しているのかもしれません。そう考えた時に、今のケアシステムをみると、ケアを通じて受け取ったり渡したりするある種の「意味の循環」が埋め込まれていないというのが、大きな問題なのではないかと思えます。そのような循環が、潮の満ち引きのように相互的に繰り返されることが、ケアの一つの本質であるようにも思うのです。
例えば患者の前で泣いてはいけないという規範が一つの制約になっていたり、ケアワーカーが十分な労働対価としての報酬を受け取っていないことにもその問題が表れています。

在宅ケアでホームヘルパーがお皿を洗う、洗濯物を干す、入浴を手伝うなど個々の手技自体にはそれほどプロフェッショナルなスキルが必要とされるわけではないとされがちです。けれども本質的にはそれらすべてを「ケアとして行う」という文脈があり、一連のケア活動によって相互に行き来する意味を含んだものが報酬となるべきだと思います。私は介護保険制度はケアを社会化するうえでとても重要で良い制度だと考えていますが、一方で限界もあり、個々の手技が点数として金銭報酬化されることによって、そこに埋め込まれている「受け渡されるものの循環」が分断されてしまっています。

チェン　つまり、単なる個別の作業として評価されてしまっていると。

宮川　そうです。そのことによってケアワーカーは、いわゆるバーン・アウトをしやすい心的状況に陥りやすいのだと私は考えているのです。

チェン　それは感情労働のようなものも含めてケアの報酬がなければいけない、ということなんでしょうね。

宮川　はい。そうしたものは感情労働だけでなく、より重層的なものであるようにも思いますが。一方で、看護師にはそうした金銭的な対価だけでなく、もっと根源的なところでは違

★3　カナダ出身の英文学者、文明批評家。著書に『メディア論―人間の拡張の諸相』（栗原裕ほか訳、みすず書房、一九八七）などがある。一般に「メディア」とは媒体を指すが、マクルーハンはメディアそれ自体がメッセージを孕んでいると主張した。またそうしたメディアやテクノロジーは人間の身体の拡張でもあると述べた。

う意味での報酬というか、受け取りたい何かがあるとも思います。それは相手からの感謝のような形をとる、先ほどの相互ケアに近いものかもしれません。また、それはもしかすると、ケアする人・される人が共同的につくり出す状況の意味を共有する、ということかもしれません。

チェン　他方で、結果としてのウェルビーイングではなく、そこに向かっていくベクトルやプロセスが大事ではないかという宮川さんの指摘が、今の問題にもかかわる気がします。ケアをする行為自体を愉しめるかどうか、それ自体の興味深さ・面白さという価値を見出せるかを考えていくのも一つの方法としてありそうです。

執筆中の書籍でも、結果としての幸福やウェルビーイングを目標やゴールに設定してしまうこと自体がウェルビーイングを遠ざけてしまうのではないか、という投げかけを明確に打ち出しています。こうした本を書いていると、「私は幸福を追求しているのですが、どうしたら幸せになれますか？」という質問を受けたりもするのですが（笑）、それには答えられないですよね。究極的には答えようがない。型にはめたウェルビーイングを追い求めるあり方は少し苦しそうに見えます。もしウェアラブルデバイスなどで「今日のウェルビーイング度」とか測られたりしたら、逆につらくなる人もいるでしょう。

他方で、確かにそうした目標設定思考というのは役に立つこともあります。何かの理由で心の傷を負っていて、少し落ち込んでいたけれど、回復の兆しをテクノロジーに教えてもらえると立ち直りが早くなるとか。でもたぶんその程度しか支援はできないだろうと現時点では思います。それよりはむしろ、内在的な力によって快方に向かう状況を手助けするほうに注目したい。それも技術万能主義ではなく、あくまでケアされる人の中で走っている自律的なプロセスをどういきいきとさせられるかが大事じゃないかと思います。

受け容れ

宮川　先ほど話題に上がった文化差について思い出したことがあります。看護手技は国によって全く意味合いが変わってくることがあります。私は3Dプリンタを使ったケア用品の開発に関する研究をしていて、排泄ケアで行われる摘便（自力で排便できない患者の肛門から指で便をかき出す方法）を練習するための直腸のモデルをつくったことがあります。ある学生がイギリスの病院へ研修に行った時に、そのモデルを持って行って紹介したところ、研修先の病院の看護師に「摘便なんて、自分たちはそんな非倫理的なことはしない」と言われたそうです。摘便は日本では一般的に行われている看護行為で、特に在宅ケアではよく実施されているのですが、イギリスの人にとっては非倫理的なケアだと知った学生はとてもしょんぼりして帰ってきました。

チェン　かわいそうだ……。それはイギリスだけでなくキリスト教圏の文化に共通するものかもしれませんね。おそらくソドミー（一般的に「不自然」とされる性行為、およびそれへの嫌悪）

にも関連するタブーに触れるからではないでしょうか。

宮川　あるいは他者の身体的なプライバシーをどこまで重視するかの差異でもあるでしょう。例えば公衆浴場への意識の違いにもそれは表れている気がします。

チェン　同様に国による違いからウェルビーイングというものを考えてみると、日本的な特徴として「自律性」「思いやり」「受け容れ」という要素があると僕は感じています。以前、ある真言宗のお坊さんから「最近自分に起きたウェルビーイング的な出来事は、父親を看取ったことです」というお話を聞きました。そういうエピソードは海外のウェルビーイング研究の中にほとんどありません。

一方でそれは、レジリエンスやネガティブ・ケイパビリティ★4のような、「つらかったけどがんばって乗り越えた」という話でもないのです。そのお坊さんは、父親が余命幾許もなくいずれ亡くなることが運命づけられていると理解したうえで、その不可避な死という出来事を亡くなる本人が希望する形で見送ることができた。それが彼のウェルビーイングとして意識されていた。こうした話をどう受け止めたらいいのだろうかと仲間たちと話していたときに、「積極的な受け容れ」という捉え方に至ったのです。仕方なく受け容れるのではなく、自分から受け容れにいく。先ほどの「ケアをされにいく」という話とベクトルが近いのかもしれませんね。

それはセンスメイキングでもあると思うのです。大事な人が亡くなったことで生じる無念や不条理に対し自分の中でどう整合性をつけていくかというナラティブをつくること。その方は僧職として多くの人の死をケアする経験や豊富な仏教の知識もお持ちなので、自分自身でよい状況をつくり出せたのかなと思いますが。こうした受け容れについて考える時に自分自身も気をつけねばと思うことは、デザイン万能主義に陥らないことだと思います。つまり「参加者の質的調査を通してケアをする」と言いつつも、例えばナッジ★5のような行動介入や工学的なデザインによるアプローチの前提として、技やテクノロジーによって人をいかようにもできると考えてしまうことです。

宮川　操作的になってしまうことでしょうか。

チェン　そうですね。コントロールや制御をしてしまおうとする。そうなると結局は、設計者の特権的な立ち位置ができてしまうわけで、全然ケアフルでなくなります。これをどう回避するかが重要で、例えばコ・デザインやオープンソースなど、デザインプロセスを参加型にしていく必要があるのではないかと思います。

★4　不確実なものや未解決のものを受容する能力。性急に原因や根拠を求めずにいられること。「消極的能力」「消極的受容力」「否定的能力」などと訳す。医療では終末期や精神科疾患の診療などにおいて注目されている。

★5　行動経済学、政治理論、行動科学の概念。相手に選択の自由を残しつつ、より良い選択を気分よく選べるように促すこと。人間の意思決定における法則性を利用し、命令という形を取らずに実行させる。従来の意味は「(注意を引くために／合図として肘で人を)軽く突く」という意味(nudge)。

弱くなる努力

宮川　松岡正剛さんが『フラジャイル 弱さからの出発』（ちくま学芸文庫、二〇〇五）という本の中で〝「弱さ」は「強さ」の欠如ではない。「弱さ」というそれ自体の特徴をもった劇的でピアニッシモな現象なのである〟と書かれています。私はこの一節がとても好きで、私もそのように小さくても大事な力がきっと存在するのだろうと思っています。そして受け容れるというのは物理的なパワーバランスが均衡することではなく、違う種類のさまざまな力同士が揺らぎながらある種の合意がとれる、あるいは全員が合意をとれたと思えることなのかなと思いました。

ケアというものも、互いの人間が「これがケアだよね」と合意しながら進んでいくものではないでしょうか。だから先ほどの摘便も、ある場面ではケアであり別の場面ではケアにならないのでしょう。そう考えると、この合意はロボットと私たちの間で成立し得るのだろうか。例えば人は摘便をしてほしい時もあれば嫌な時もあります。クライアントがケアを拒否するのはよくあることですが、そのとき拒否されるという相手のはたらきかけを受け容れるところからケアが始まるんですよね。これにロボットはどう向き合えるのか、というところに大きな関心があります。

チェン　これは難しい問いですね。まずその「弱さ」のことについては、僕も最近すごく考えていて、積極的な弱さ、あるいは弱さを志向することの積極的な価値とは何だろうと。最近、フィンランドのSupercellというゲーム会社の社長が「自分は世界で一番弱いCEOになりたい」と言っていて、徹底した権限移譲で現場が自由に創作できるようにし、実際にすごい収益を上げて大成功しているんですね。彼にとってCEOの仕事とは「場を整える」ことだけで、どういうものをつくるのか、つくるために何が必要なのかといった判断はすべて実際にやる人々に渡すんだと。ビジネスの世界でそうした言説が成り立ち、うまくいく例があることを知ってとてもいいなと思いました。

その対極にあるのが例えばスティーブ・ジョブズのように、ある種の強い執着に周囲を巻き込んでいくタイプのCEOなのでしょうけれど、僕自身は彼のことをすごいと思いつつも、自分が起業する際には決してロールモデルにはならないだろうなという確信があります。今の時代に起業活動を行うにあたってはウェルビーイングやケア的なアプローチを組み込まなければ意味がないと思うからです。でも「弱い」ということば自体にある僕たちの社会的なバイアスが邪魔をしてしまい、それが悪いことになってしまう。

宮川　そのようなバイアスを突破して、弱さを含んだ関係性をつくっていくこと自体が、ドミニクさんにとってのウェルビーイングなんですね。そこに近づこうとして、言ってみれば弱くなる努力をされている。

チェン　まさにそうなんです。「強い男性教員」というテンプレート、強い女性教員でも構わないんですが、それだともうなんか自分が不幸になっていく未来しか想像できないなとモヤモヤして（笑）。そういう話を同じ早稲田の大先輩である先生方と講義を通じて話したことがあるんですが、そうしたらみんな「弱い教員になりたい！」とすごく盛り上がりました（笑）。やはりそのように感じておられる先輩教員が多いのだとわかって、すごく面白かったです。

積極的に弱くなることにより、自分自身も楽になるしコミュニケーションの相手もいきいきとしてくる。これは教育におけるある種の分散だと思うのです。教室という制度を教員が一人で背負ってコントロールするという発想ではなくして、全員で影響し合う場所にしようよと。それは会社でも同じかもしれません。あるいは家庭の中で家父長的なありかたをやめるとか。子どもたちはいわば勝手に育つわけですからね（笑）。

宮川　ええ。あんまり介入しないほうがむしろちゃんと育つような気がしています。実感として。「お母さんはいつもいないからね〜」って言われているので、負け惜しみかもしれませんが（笑）。

チェン　仕方がない……「受け容れ」ですね（笑）。

同意と合意

チェン　ところで、先ほど「ロボットがどうケアにおける合意に向き合えるか」という問いがありましたが、いま宮野真生子さん・磯野真穂さんの『急に具合が悪くなる』(晶文社、二〇一九)を読んでいるところで、その中で宮野さんが末期がん患者としてさまざまなインフォームドコンセントを突きつけられ、医師から「言うべきことはすべてお伝えしました」と言い渡されるのです。もちろん医療者としてフェアな情報伝達をしてくれているのだけれども、結果として患者側としては何もかも自分の裁量で決めなければならず、しかもその治療法には何パーセントの確率でどのようなリスクがあると言われても全く想像がつかないわけです。処理できない数の選択肢を委ねられてしまい、宮野さんは同意ができない状態になってしまう。

それで彼女は住んでいた福岡を離れ、何の計画もなしにホームグラウンドだった京都へ帰ることにしたんです。するとそこである種の受け容れ的なことが生じるんです。やってみるとなぜかいろんなことが自分の腑に落ちた。その「京都へ戻ろう」という彼女の直感は、医療の選択肢として生じなかったものです。でもそれが自身のセンスメイキングを統合する一つのきっかけとなった。つまり僕がここで言いたいのは、すべての物事をインフォームドコンセント的な同意関係によって結ぶことが果たしてよいのだろうかということです。とはいえ、きちんと相手の希望を確認することはとても大事ですよね。

宮川 それは「同意」と「合意」の違いかもしれません。例えば看護師は「○○さん、ちょっとお通じがなくて苦しいでしょうから、これから摘便しましょうね」とか「じゃあ体の向きをこうしてくださいい」「力を抜いて楽にしてくださいね」というふうに一つひとつの動作やプロセスごとに相手の反応を得ながら言葉で意思を確認していきます。これは形式としては声かけを通して相手の「同意」をとっているのですが、同時により機微な「合意」のプロセスが潜んでいるようにも思います。相手が「わかりました」と返事したり、「あ、はい……」と答えたり、何も言わずうなずいたり、反応しなかったりする様子を実は看護師はすごく丁寧に捉えていて、そこからどれだけケアの合意ができているかを推し量っている。

例えば「嫌です」という場合にもいろんな形の拒否があって、そこにある問題解決のアクションに合意ができていないなと感じた時には別のアクションに移るんですね。「何かご心配なことがあるんですか?」と、声かけの仕方を変えてみるなどして。

こうした一連の同意というよりは合意的なプロセスによってケアというものが成立すると考えた時に、じゃあケアロボットはこの問題にどう対処すればいいんだろうというのが大きなテーマになってくるんです。人間同士の濃やかな機微のやりとりができるのかとか、あるいはむしろロボットであることによって摘便への拒否感が減る人もいるかもしれません。

チェン　正攻法で考えると、声の調子や表情をみるというのはビッグデータをもとにしたAIの判定で可能にはなるかもしれませんが、それがこの問題の答えなのかどうかは難しいところですね。そして確かに同意と合意の違いは気になります。合意のほうはもっとオーガニックかつミクロなタイムスケールで起き得ることなんだなと思いました。

巻き込まれていく

宮川　ケアに合意が不可欠なものだとしたら、意思をもたないロボットがケアすることは一体何を意味するのでしょうね。

チェン　その話でちょっと思い出したのは、虫歯の治療に通っていたときに、歯科衛生士さんが途中で交代されたんです。最初の担当者にはぜんぜん恐怖も痛みも感じずに身を委ねることができていたんですが、別の人に代わってからの残り数回がとても怖くて痛くて……(笑)。別に悪い人じゃないんですよ。でも主観的な体験としては怖くて痛かったんですね。おそらくその違いというのは、ミリ単位での道具の使い方とか、筋肉の力加減だとか、声色だとか、本当に微細なものごとによって僕という人間が気持ちよく身を任せられるか否かが決まるんだなと思う体験でした。

これをロボットに対する人間の信頼に当てはめてみると、情報技術に対する個々人の理解度も関係するだろうし、理解が深いほど怖く思うかもしれない。僕自身もエンジニアですから、あまり出来のよいシステムじゃないなと解ると「ちゃんとつくってんのかなこれ?」って不安になりますから(笑)。逆によく知らないことで恐怖を感じない人もいるでしょう。この二つの捉え方がそれぞれ真逆の場合もあるから、結構複雑なコンテクストになってきますね。

もう一つ思い出したのは、先日読んだ新聞に、ある旅館の女将さんを対象にした研究の話題が紹介されていました。それによると女将さんたちは、目の前にいる人が不愉快さを感じているかどうかを常人よりも速いスピードで感知できるそうです。別の職業に就く一〇人の被験者と脳波まで比較して、両者に有意な差がみられたという面白い研究でした。女将さんすごい!

宮川　ケアする側もされる側も、お互いの機微な動きに反応して、安心したり不安になったりするのですね。旅館の女将さんの話は、看護師にも似たところがあります。自覚はないのに「なんかヘン……」とふと気づき、患者の異常の早期発見につなげたりする。さまざまな職業それぞれに研ぎ澄まされたセンサーのようなものがあるんでしょうね。歯科医院でドミニクさんに起きた恐怖という心理は、例えば心拍やまばたきの回数といったものにきっと代替されているはずなので、ロボットがそれらを検知して「あ、この人はいま怖がっているな、緊張しているな」と理解するところまではそれほど難しくないでしょう。でも問題は、じゃあそこからどうするのかだと思うんです。どうしたらこの不安や緊張からその人が抜け出せるのかを、人間自身も試みて成功したり失敗したりするので。

チェン　おそらく強い主体として考えるのではなく、「巻き込まれていく」というのが大事なのかもしれませんね。例えばすべての事前確認をとってくる医師がいたとして、「大丈夫、大丈夫! これはこういうものだから」と非常に適切に情報提示しながら進めていく流れに自分から巻き込まれてしまえば、結果としていろんな不安などを感じる間もなく、あれよあれよと済んでしまうこともあり得ますよね。そういう状態をつくり出せるロボットがあっても、一つの選択肢として面白いかもしれません。

もしくは患者 vs 医療者というふうに主体と主体をぶつけ合わせて同意に導くのではなく、何か共同作業としてケアする・されることをみていく。される側も、自分は患者だけれど一緒にケアという現場を構築しようというあり方ですね。

宮川　看護実習生を受け入れてくださる患者さんが、それに近い気分なのじゃないかと思いました。

チェン　なるほど。

宮川　現場には指導者がつくので、もちろん危険なことにはならないのですが、とにかく実習生は緊張してガチガチ状態ですから、それを見た患者さんはつい「もっとリラックスしていいよ」って、むしろケアする側になるわけです。看護学生という「弱い」存在がそこにいることで、患者さんのほうがケアする側に回るという不思議なシチュエーションが生じ、自身の受け容れに何らかの変化が生じ得るのではないかと思います。

共話とケア

チェン　面白いですね。Nukabot の喋り方は既存のスマートスピーカーと同じで一問一答形式をとっているため、自然な会話になっていないんです。それでも一緒に暮らす時間が長い人ほど、雑談をするようになっていくことを観察しました。最初は機能的な問いかけばかりだったのが、次第に「おはよう」「元気?」「かわいいね」など意味のない会話が増えてくる。そういう人ほどインタビューでの語りの中でNukabotへの愛着を表現するケースが多いことに気がついたときに、「共話」ができるロボットをつくろうと思いました。

人と人の「対話」では、例えば学会のシンポジウムで登壇者が二人いて、Aさんが話しているあいだBさんは黙って聞き、終わったらBさんが一人で話し始めるという形式があります。これに対して共話のほうは、話題を一人で言い切らないんですね。語り口に「あのー」とか「そのー」といったフィラー(発話の合間にはさみこむ意味のない言葉)が多かったり、話している途中でフレーズを寸止めして放置し相手に続きをしゃべってもらうような、「弱い」話し方です。教育言語学者の水谷信子さんは、外国人の留学生が日本に学びに来た際、日本語がうまい人ほどこの共話ができると述べられています。例えば、宮川さん、昨日の地震ね……。

宮川　……すごく怖かったですよね。結構揺れましたよ。

チェン　そう。それです(笑)。僕の発話には動詞を入れていないですよね。でも宮川さんは察知してくださってそのまま会話を続けられる。このような共話がどうして日本語だとやりやすいかというと、主語を抜かしてしゃべれるところに相当メリットがある。以前僕は、英語とフランス語を話す友人と共話を試みたことがあるんですが、「I」「You」が強すぎてうまく成立しないんですね。"Did you feel the Earthquake?" という感じで、共有したいトピックの「地震」がずっと後になる。
だからといって、どちらの会話が優れているわけでは全くないんです。僕も久しぶりにヨーロッパの学会なんかにいくと、対話をベースに日常会話ができることに非常に気持ちよさを感じたりもするんです。

宮川　共話というのは、会話をしていて結局どっちが話しているのかわからなくなるような感覚ですね。日本的なウェルビーイングについて考える時に、対話型のケアと共話型のケアが想定できるとすれば、おそらくその両方をうまく理解した日本的なケアのロジックがまだ確立されていないように思いました。日本と欧米の間に「摘便の壁」があることもそれに通底するものがあるんじゃないかなと。あと、ケアの合意とこの共話に関係があるような気がします。看護師が患者に声かけをしたときに共話的な反応が起きているとしたら、それを看護師は合意というふうに受け取っている可能性はありそうです。

チェン　僕は患者側の想像しかできませんが、例えば美容院でお店の人に「痒いところはありませんか？」と聞かれた時に、〈とくにないけど、確認してくれているんだから言葉を返してあげなきゃな〉という感じで「あ、ぜんぜん大丈夫ですよ」って応えているときの立場というのは、相手と何か共同作業をしているような感覚があると思います。
一方で、もちろんそれすらしたくなく無言になっちゃう状況や、形式的に「はい、ないです」で済ませてしまう場合もあるでしょう。ひどい場合には怒り出す人だっている。そうな

ると ケアの関係性では回収できない状況になるでしょう。以前はなかったことだけど、この一〇年くらいのあいだに東京でもパブリック・スペースで怒鳴り散らすような人を見かけることが非常に増えたと思うんですが、むしろそういう人こそケアを必要としているのだと思えてきますね。お店などで自分の権利にこだわって声を荒らげる人ほど、強い主体としての主張をせざるを得ないという、本質的な弱さを抱えているんだろうなと感じます。

ケアしたくなってしまう

宮川　ケアのロボットをつくることがチャレンジなのは、ドミニクさんがおっしゃったような共話的な、開かれた世界に存在することを求められるからですね。とくにこれからは病院のようにリソースがコントロールできる閉じた場より、地域社会の中でケアをしていくことが大きな意味を持つ時代になっていくでしょう。患者という存在も一人ひとりが生活者であり、役割と開かれた関係性をもって世界とつながっている個人という見方で向き合っていくことになる。その中で身体の病巣に中心的なフォーカスを据える治療（キュア）とは違い、ケアというものにはその人にとって何がケアになるかは働きかけてみないとわからない不確実性があるし、世の中自体がかつての均質的価値観や日本人観とは異なる、さまざまな常識や価値観が併存したり対立したりしている。こうした社会の大きな変化の中で、新しいケアを再発見していかなければならないのです。

チェン　Nukabotの研究の中でも、ケアとは一体なんなのかということを知りたくていろんな文献を漁っている中で、マリア・プッチ・デラ・ベラカーサという倫理学者が、「非規範的な倫理」あるいは「非規範的な義務感」ということを述べています。★6そこですごくいいなと思ったのが、「ケアすべきだからする」のではなく内在的な感覚として「ケアしたくなってしまう」という志向性をどう取り戻すかを議論すべきだという記述でした。例えば糠床に強い愛着を感じていると、関係のないことをしている時でも「あ、糠床に呼ばれている気がする……」と言ってかき混ぜにいく人が実際にいるんですよね。知人の味噌職人の方なんですけど、居酒屋で一緒にお酒を飲んでいたら「ちょっと見てくるわ」って出てっちゃう(笑)。

そういう内在的なケアの感覚を抱けるかどうかこそがすごく大事で、僕はテクノロジーがそれをどう手伝えるのかを考えたい。例えば摘便ケアなら看護師さんに代替し、すべてを任せられるロボットを丸ごとつくる発想ではなく、部分的に補佐するものをつくる。むしろ摘便の操作をする際にだけ介在するアームやセンサーといった、看護師の身体拡張としてのロボットであることによって、患者の羞恥心を軽減しその後のよりよい関係性の構築に寄与できるかもしれません。

宮川　人と人の関わりの中で行われるというケアの本質を大切にしつつ、主体でもなく道具

★6　Matters of Care: Speculative Ethics in More Than Human Worlds (Posthumanities), Univ of Minnesota Pr; 3rd, 2017.

でもない中間の立ち位置で共話的なケアをプロデュースする。未来のケアロボットには、そんな役割が求められていくのかもしれませんね。

＊

宮川　ドミニクさんにお話をうかがって、テクノロジーとは単に看護・介護の課題を解決するものではなく、テクノロジーを導入することによってケアを発見する、あるいはケアを創り出していくことができるのではないか、むしろそうあるべきではないかという思いをより強くしました。そしてテクノロジーは、使いようによっては「する側」と「される側」に分断されてしまったケアを、新たな関係性の中で再構築できる可能性をもたらします。それはエンジニアに任せておけば実現するものではありません。ケアとテクノロジーというそれぞれの専門性を持った人たちが「私たち」という共話のなかで相互浸透的に協働していくことが求められているのでしょう。

索引

ナイチンゲールの越境 9・テクノロジー

人工《じんこう》知能《ちのう》はナイチンゲールの夢《ゆめ》を見《み》るか？

二〇二二年九月一五日 第一版第一刷発行 〈検印省略〉

編者 服部《はっとり》 桂《かつら》 宮川祥子《みやがわしょうこ》

著者 山海嘉之《さんかいよしゆき》 吉藤《よしふじ》オリィ 熊崎博一《くまざきひろかず》 吉川雄一郎《よしかわゆういちろう》 石黒《いしぐろ》 浩《ひろし》
青山一真《あおやまかずま》 神崎咲子《かんざきさきこ》 水流聡子《つるさとこ》 為末《ためすえ》 大《だい》 三宅陽一郎《みやけよういちろう》
尾藤誠司《びとうせいじ》 ドミニク・チェン

発行 株式会社 日本看護協会出版会
〒一五〇―〇〇〇一 東京都渋谷区神宮前五―八―二 日本看護協会ビル四階
〈注文・問合せ／書店窓口〉TEL 〇四三六―二三―三二七一 FAX 〇四三六―二三―三二七二
〈編集〉TEL 〇三―五三一九―七一七一
https://www.jnapc.co.jp

装幀 齋藤久美子

印刷 株式会社フクイン

 ISBN978-4-8180-2532-5

「クリミアの天使」というイメージを越境したナイチンゲールの多面性に迫る

ナイチンゲールの越境 シリーズ（四六判）

既刊

1［建築］

ナイチンゲール病棟はなぜ日本で流行らなかったのか

歴史上初の「病院建築家」とも言われるナイチンゲールの病院建築論／長澤泰ほか 著

一四八頁／定価一七六〇円（本体一六〇〇円＋税一〇％）

2［感染症］

ナイチンゲールはなぜ「換気」にこだわったのか

コロナ禍を経験した今こそわかる、ナイチンゲールの感染管理の先見性／岩田健太郎ほか 著

一〇四頁／定価一四三〇円（本体一三〇〇円＋税一〇％）

3［ジェンダー］

ナイチンゲールはフェミニストだったのか

ありそうでなかったナイチンゲール×ジェンダー本！／河村貞枝ほか 著

一五二頁／定価一八七〇円（本体一七〇〇円＋税一〇％）

4［時代］

ナイチンゲールが生きたヴィクトリア朝という時代

光と闇の大英帝国に生きたナイチンゲールと同時代の人たち／中島俊郎ほか 著

一六四頁／定価一九八〇円（本体一八〇〇円＋税一〇％）

5［宗教］

ナイチンゲール、神の僕となり行動する

神の召命を受けたナイチンゲールがとった行動とは／徳永哲ほか 著

一四四頁／定価一七六〇円（本体一六〇〇円＋税一〇％）

6［戦争］

ナイチンゲールはなぜ戦地クリミアに赴いたのか

クリミア戦争の政治・社会・文化的背景およびナイチンゲールの活躍と葛藤を紹介／玉井史絵ほか 著

一八四頁／定価二二〇〇円（本体二〇〇〇円＋税一〇％）

7［伝記］

創造《つく》られたヒロイン、ナイチンゲールの虚像と実像

「聖女」「天使」か？「烈女」「闘士」か？ ナイチンゲールの実像を探る／中島俊郎ほか 著

二〇〇頁／定価二四二〇円（本体二二〇〇円＋税一〇％）

8［管理］

ナイチンゲールのマネジメント考 組織管理者としての責任

ナイチンゲールの代表的著作を通して彼女の組織管理論を読み解く／井部俊子ほか 著

二二八頁／定価一九八〇円（本体一八〇〇円＋税一〇％）

日本看護協会出版会